泌尿外科常见疾病诊疗技巧

李沙丹　主编

江西科学技术出版社

图书在版编目（CIP）数据

泌尿外科常见疾病诊疗技巧 / 李沙丹主编. — 南昌：
江西科学技术出版社，2019.2（2023.7重印）
ISBN 978-7-5390-6722-3

Ⅰ.①泌… Ⅱ.①李… Ⅲ.①泌尿外科学－诊疗
Ⅳ.①R69

中国版本图书馆CIP数据核字（2019）第023978号

国际互联网（Internet）地址：
http://www.jxkjcbs.com
选题序号：**ZK2018565**
图书代码：**B19005-102**

泌尿外科常见疾病诊疗技巧   李沙丹   主编

出版 发行	江西科学技术出版社
社址	南昌市蓼洲街2号附1号
	邮编：330009　电话：（0791）86623491　86639342（传真）
印刷	永清县晔盛亚胶印有限公司
经销	全国各地新华书店
开本	787 mm×1092 mm　1/16
字数	220千字
印张	12.5
版次	2019年2月第1版　2023年7月第2次印刷
书号	ISBN 978-7-5390-6722-3
定价	68.00元

赣版权登字-03-2019-038

前　言

　　泌尿外科学是当今医学领域发展较为迅速的学科,随着医学模式的转变,传统医学观念的更新,泌尿外科的许多诊疗方法、手术技巧等发生了日新月异的变化。因此,作为泌尿外科专业的医务人员,不仅需要具有扎实的泌尿外科学基础知识,而且还需要掌握专业领域内新的诊疗技术、治疗方法。鉴于此,作者结合自身多年的临床工作经验撰写了这本《泌尿外科常见疾病诊疗技巧》。

　　本书内容包括泌尿外科常见症状、泌尿系畸形、泌尿系感染、泌尿系损伤、尿石症、泌尿系梗阻、泌尿系结核、泌尿系肿瘤、肾上腺疾病、性传播疾病、输尿管镜技术、肾移植等内容。本书内容以泌尿外科常见病、多发病为重点,简明扼要的阐述泌尿外科相关疾病的概述、病因、检查、临床表现、诊断与鉴别诊断、治疗等。本书立足临床实践,重点突出,深入浅出,方便阅读,希望对从事泌尿外科科的临床工作者提供帮助。

　　本书编写过程中,作者付出了巨大的努力,但由于作者临床经验不足,加之时间仓促,疏漏或不足之处恐在所难免,希望诸位同道不吝批评指正,以期再版时予以改进、提高,使之逐步完善。

目　录

第一章　泌尿外科常见症状

一、排尿异常

可因泌尿系炎症、梗阻、排尿功能障碍引起。常见的有下列症状：

1. 尿频

即排尿次数增多。正常人白天排尿4或5次，夜间排尿0或1次，每次尿量约300ml。尿频可由于总尿量增多或膀胱容量减少引起。前者见于糖尿病、尿崩症、醛固酮症、急性肾功能不全多尿期。后者见于：①膀胱炎。由于膀胱黏膜水肿、炎性浸润，刺激膀胱而致尿频。尿频与尿急、尿痛合称膀胱刺激症状。结核性膀胱炎时可发生膀胱挛缩，膀胱容量缩小，尿频持续存在，甚至出现尿失禁。②前列腺增生等所致尿路梗阻，残余尿量增加，膀胱有效容量缩小而出现尿频。③神经源性膀胱。由于膀胱逼尿肌反射亢进，使膀胱内压超过 $1.47kPa(15cmH_2O)$，引起尿频或急迫性尿失禁。④膀胱邻近器官的病变，如阑尾炎、盆腔脓肿、输尿管下端结石刺激膀胱或妊娠子宫、子宫肌瘤、子宫脱垂压迫膀胱，使其有效容量减少而致尿频。⑤精神紧张、焦虑、恐惧均可使排尿次数增加。此外，包皮过长、阴茎头包皮炎、尿道炎、前列腺炎等均可引起尿频。

2. 尿急

指突然有强烈尿意而迫不及待要排尿，常伴有尿频、尿痛。见于尿路感染、前列腺炎、输尿管下端结石、膀胱癌（尤其是原位癌）、神经源性膀胱（逼尿肌亢进型）。

3. 尿痛

指排尿时膀胱区及尿道疼痛。常见于尿道炎、膀胱炎、前列腺炎、膀胱结石、膀胱结核、异物、晚期膀胱癌等。尿痛性质为灼感或刺痛。尿道炎多在排尿开始时出现疼痛；膀胱炎常在排尿终了时疼痛加重；前列腺炎除有尿痛外，耻骨上区、腰骶部或阴茎头亦感疼痛；膀胱结石或异物多有尿线中断。

4. 排尿困难

指排尿不畅，排尿费力。排尿困难的程度轻重不等，轻者排尿迟缓，尿线无力，射程短;重者尿线变细或滴沥不成线,排尿需用力,或用手按压小腹协助排尿,膀胱过度充盈,甚至完全不能排尿。见于尿道狭窄、前列腺增生症、尿道结石或异物、晚期膀胱癌、子宫肌瘤或子宫脱垂压迫膀胱颈、尿道外伤、神经源性膀胱功能障碍等。排尿困难常伴有残余尿增多。

5.尿潴留

指膀胱充满尿液而不能排出。分为急性尿潴留和慢性尿潴留。前者发病突然,耻骨上可触及膨胀膀胱,患者非常痛苦,常见于尿道创伤、尿道结石等;后者起病缓慢,历时长久,膀胱张力减少,患者无明显痛苦,常见于前列腺增生症、尿道狭窄、神经源性膀胱功能障碍。长期尿潴留可引起双侧输尿管及肾积水,导致肾功能受损。

6.尿失禁

由于膀胱括约肌损伤或神经功能障碍而丧失排尿自控能力,使尿液不自主地流出。有四种类型:①真性尿失禁。见于神经源性膀胱功能障碍或括约肌的严重损伤等。前列腺增生电切术如损伤尿道外括约肌可出现永久性真性尿失禁。②压力性尿失禁。由于尿道括约肌功能减退,于各种使腹压增加的活动(如咳嗽、喷嚏、跑步、搬动重物等)时出现尿失禁。多见于中年经产妇。③充盈性尿失禁。尿潴留时膀胱过度充盈,膀胱内压等于或大于尿道括约肌的阻力,尿液不断自动滴出。见于前列腺增生症、尿道狭窄、神经性膀胱功能障碍。④急迫性尿失禁。患者突然感到强烈尿意,并迫不及待地排出尿液,见于急性膀胱炎、急性前列腺炎,经尿道前列腺电切术后早期,亦可发生于上运动神经元所致不稳定膀胱。女性尿道括约肌功能相对较弱,精神紧张亦可出现尿失禁,属于此类。

7.少尿、无尿、多尿

正常人每天尿量约 1000ml。24 小时尿量在 400ml 以下为少尿,100ml 以下为无尿或尿闭。少尿和无尿提示肾功能不全或濒于衰竭状态。其原因如下:①严重脱水、大出血、休克、大面积烧伤等。②肾脏本身病变,如肾小球肾炎、多囊肾、慢性肾盂肾炎等。③双侧输尿管梗阻。多尿指 24 小时尿量超过正常尿量,少者 2000ml 以上,多者 5000～6000ml。见于糖尿病或尿崩症、急性肾功能不全多尿期。

8.漏尿

漏尿是指尿液经尿道口以外的部位排出体外。见于外伤、产伤、手术、感染、肿瘤等所致的尿道瘘、尿道阴道瘘、膀胱阴道瘘、尿道直肠瘘、输尿管阴道瘘以及先天性输尿管异位开口、膀胱外翻、脐尿管瘘等。应把尿漏和尿失禁相鉴别。

9.遗尿

遗尿是指 3 岁以上儿童睡眠时不自主排尿。4～12 岁儿童 10％～15％有遗尿,随年龄增大逐渐减少。

二、尿的异常

许多泌尿外科疾病都可引起尿的异常,常见的改变有血尿、脓尿、细菌尿、乳糜尿、结晶尿和气尿等。

1.血尿

血尿即尿中带血。正常人尿镜检每高倍视野可见到 0～2 个红细胞,离心后每高倍视野红细胞如超过 2 个即为不正常。血尿程度决定于尿内出血量多少。出血多时,肉眼可见,称为肉眼血尿,其颜色呈浅粉红色至深褐色不等,甚至有血凝块。出血少时肉眼看不出血色,仅在显微镜检查时发现红细胞数超出正常数字,称为镜下血尿。

临床上根据血尿在排尿过程中出现的情况分为尿道溢血、初血尿、终末血尿和全程血尿四类。可用尿三杯试验区别。根据血尿出现的情况,可初步判断病变的部位:①尿道溢血,血由尿道口不自主地流出,与排尿无关。病变在尿道括约肌以下。②初血尿,排尿开始时尿内有血,以后逐渐转清。病变多在尿道或膀胱颈。③终末血尿,排尿终了时尿内有血或血色加深。病变多在膀胱三角区、膀胱颈或后尿道。④全程血尿,血尿多来自膀胱颈以上病变。

血尿常见的病因,国内统计的顺序为:泌尿系感染、结石、肿瘤、前列腺增生、损伤及结核等。

2.脓尿

脓尿即尿内有脓细胞。常见原因有非特异性感染与特异性感染两类。非特异性感染包括肾盂肾炎、肾积脓、膀胱炎、前列腺炎或脓肿、尿道炎及邻近器官炎症(如盆腔脓肿)等。常见细菌为大肠杆菌、变形杆菌、葡萄球菌等。特异性感染主要为结核和淋病。

3.细菌尿

它指尿内存在细菌。应做尿细菌定量培养以鉴别尿中细菌是感染还是污染。经无菌采取清晨第一次中段尿做培养,如每毫升尿中细菌计数在 10 万以上,认为是感染;在 1 万以下为污染;介于 1 万和 10 万之间,为可疑感染,此时,应重复培养。

4.乳糜尿

它指尿内含有乳糜或淋巴液。尿呈乳白色,含脂肪、蛋白质、红细胞及纤维蛋白原。表明肾内存在尿路淋巴管瘘。常见原因是丝虫病,其他有腹膜后肿瘤、创伤、结核等。乳糜易溶于乙醚,借此与脓尿、结晶尿相鉴别。

三、尿道分泌物

尿道分泌物是尿道和生殖系疾病的常见症状,其性状可呈黏液性、血性或脓性。慢性前列腺炎患者常在清晨自尿道口流出少量黏液,镜检有较多白细胞及脓细胞。血性分泌物为尿道出血或血精。前者见于尿道损伤、后尿道及精阜肿瘤;后者是精囊炎的特征,也见于精囊肿瘤、结石、结核,患者常无意中发现内裤有陈旧血迹。脓性分泌物见于非特异性及淋菌性尿道炎,应做分泌物细菌培养及药敏试验。淋病的致病菌为淋病双球菌,临床表现主要为急性尿道炎的病状,在不洁性交后3天,尿道口即红肿、疼痛,并有稀薄黏液流出,随后变为黄色黏稠脓液。尿道分泌物涂片染色可查到细胞内革兰阴性淋病双球菌。

四、疼痛

疼痛是泌尿生殖系统疾病的常见症状,常可有腰部、腹部、会阴、腹股沟及腰骶部疼痛。疼痛性质有绞痛、钝痛、胀痛和刺痛,可阵发或持续发生。常伴随有其他症状,如血尿、肿块等。

1.肾区疼痛

肾区疼痛包括钝痛和绞痛。钝痛是由于肾脏肿胀或炎症引起,常为一侧或双侧脊肋角持续性酸胀感,多见于肾结石、肾积水、肾脏感染及肿瘤。绞痛是由于结石、凝血块或肿瘤组织阻塞输尿管,引起管壁平滑肌痉挛导致肾盂压力剧增所致。肾绞痛典型的表现为患侧腰部突然发生剧烈绞痛,沿输尿管走行向下腹部、腹股沟、睾丸、外阴或大腿内侧放射,并伴有恶心、呕吐,并随梗阻解除疼痛缓解。此时体检同侧肾区有叩击痛,尿化验有镜下血尿,以此与其他急腹症相鉴别。

2.排尿痛

排尿时或排尿后膀胱区或尿道部位疼痛。多由膀胱、尿道炎症引起,性质为灼热感或刺痛,常伴有尿频、尿急、血尿或脓尿等症状。

3.生殖器疼痛

睾丸疼痛常见于急性睾丸炎、睾丸肿瘤、损伤、精索扭转及睾丸鞘膜积液。附睾和精索疼痛常见于炎症及精索静脉曲张。急性附睾炎时,附睾肿大、疼痛,触痛明显;慢性附睾炎仅局部有轻度疼痛及触痛,有时可触及硬结。精索静脉曲张主要表现为患侧阴囊坠胀感,并放射至下腹部、腹股沟或腰部,常在站立过久或行走劳累时发生,于平卧后缓解。前列腺炎在急性期除有寒战、高热等全身症状及尿路刺激症状外,耻骨上区、腰骶部可有疼痛。肛门指检前列腺有灼热感,并有明显压痛,形成脓肿时,疼痛异常剧烈,并伴有直肠刺激症状。慢性前列腺炎的疼痛范围与急性炎症相似,但程度较轻,持续时间长。前列腺癌仅在晚期可引起腰骶部及臀部疼痛或坐骨神经痛,表明骨盆、腰椎及神经周围已有转移。急性精囊炎疼痛与前列腺炎相似,性冲动及排精时加重,可有血精。

五、肿块

肿块是泌尿、男性生殖器官外科疾病的重要症状和体征,多因肿瘤、结核、外伤、梗阻性病变引起。

上腹部包块应区别是正常肾脏还是肾肿瘤病变。体型瘦长的女性及肾下垂时可触及正常肾脏。肿块是肾肿瘤的重要症状和体征,位于下极的肿瘤较上极者易触及。肾肿瘤多表现为质硬、活动、表面光滑或呈分叶状。如肿块固定,提示肿瘤已浸润周围组织。小儿上腹部包块肾母细胞瘤及巨大肾积水为多见。肾外伤可引起肾周围出血及尿外渗,在腰部或腹部出现肿块和疼痛。

下腹部包块常见于膀胱尿潴留和肿瘤。肿瘤包括膀胱肿瘤、盆腔恶性肿瘤及隐睾恶变。膀胱肿瘤如触及包块,提示肿瘤已侵及膀胱深肌层及周围组织,病变已到晚期。腹股沟肿物以疝多见,但隐睾症患者多为睾丸。

阴囊内肿块以斜疝、睾丸鞘膜积液、精索鞘膜积液、交通性鞘膜积液及精索静脉曲张为多见。睾丸肿瘤少见,附睾及精索肿瘤罕见。阴茎头肿块是阴茎癌的主要特征。阴茎海绵体肿块多为阴茎硬结症,坚硬,无触痛,但阴茎勃起时可引起疼痛及阴茎弯曲,影响性生活。尿道触到肿块应考虑尿道瘢痕狭窄、结石或肿瘤。前列腺肿块最大可能是肿瘤,直肠指检可触到。前列腺癌早期在前列腺表面可触到小的孤立硬结,边缘清楚,应与前列腺结核或结石相鉴别,必要时可穿刺活检。

第二章　泌尿系畸形

第一节　囊性肾病变

囊性肾病变主要分为遗传性和非遗传性两大类。遗传性：多囊肾；非遗传性：单纯性肾囊肿；其他：髓质海绵肾、多房性肾囊性变等。

一、单纯性肾囊肿

绝大多数为非遗传性疾病，极少数为遗传性。

（一）诊断标准

1.临床表现

一般无症状，常被偶然体检发现。当囊肿长至一定大小或合并出血、感染、压迫邻近器官时可引起症状。可有腰部、侧腹部疼痛及镜下血尿。

2.辅助检查

影像检查B超为首选，典型表现是病变区无回声，囊壁光滑，边界清。B超不能确定时，CT有助于诊断。CT表现为囊壁薄光滑、边缘清晰，边界清楚。增强扫描无强化。MRI有助于鉴别囊内液体性质。

（二）治疗原则

囊肿小于5cm，且无明显症状的可观察随访。引起局部压迫症状、出血，则应予以处理。通常采用经腰部手术如腹腔镜，切除部分囊肿壁减压治疗。

二、多囊肾

多囊肾有家族性，分婴儿型和成人型。婴儿型，常染色体隐性遗传（RPK），定位6号染色体，常伴有肝、脾或胰腺囊肿，多早期夭折。成人型，常染色体显性遗传（DPK），定位于16号和4号染色体。

（一）诊断标准

1.临床表现

早期无任何症状,大多在 40 岁左右才出现症状。因梗阻、感染、出血时可引起肾区疼痛。常见镜下或肉眼血尿,原因尚不明。感染、肾结石是多囊肾的常见并发症。病变发展到晚期可出现肾功能严重受损。高血压也为常见症状。

2.辅助检查

静脉尿路造影可见双肾影明显增大,肾盏挤压变长,肾功能不良可延迟显影或不显影。B 超、CT 可见肾实质多发大小不等的囊性变。

（二）治疗原则

对于较大的单个囊肿,局部症状明显,可采用囊肿减压,包括穿刺抽液注入硬化剂,手术去除囊壁等。

三、肾盏憩室

肾盏憩室是肾实质内覆盖移行上皮细胞的囊腔,经过狭窄通道与肾盂或肾盏连通。病因尚不清楚,结石继发感染、梗阻、漏斗狭窄均可以引起肾盏憩室。

（一）诊断标准

1.临床表现

多数肾盏憩室可无表现,憩室继发感染、结石时,可出现血尿、腰痛等症状。

2.辅助检查

主要依靠 B 超、IVP 和 CT。超声上特异性表现为液性暗区,在位置上肾盏憩室比肾囊肿更靠近集合系统。IVP、CT 对明确诊断和确定肾盏憩室位置有帮助。

（二）治疗原则

无症状无需特殊治疗,持续疼痛、尿路感染、血尿、结石患者需手术。

四、肾盂旁囊肿和肾窦囊肿

肾盂旁囊肿一般指位于肾盂和肾窦周围的囊肿。肾窦囊肿指的是肾门内其他囊肿,即那些不是来源于肾实质,而是来源于肾窦其他结构,如动脉、淋巴等。

（一）诊断标准

1.临床表现

多数可无表现,憩室继发感染、结石时,可出现血尿、腰痛等症状。

2.辅助检查

CT 检查对诊断极有帮助、可以帮助鉴别肾盂旁囊肿和肾窦囊肿,超声价值略低。

（二）治疗原则

无症状无需特殊治疗,持续疼痛、尿路感染、血尿、结石患者需手术。

第二节 肾缺如和肾发育不良

通常因发育不良引起。新生婴儿中,双肾缺如占 3/10000,单侧肾缺如占 1/1000。

一、诊断标准

1.临床表现

单侧肾缺如多无临床表现,多在体检时发现。肾发育不良可有腰痛、高血压等症状。

2.辅助检查

影像检查如 B 超、CT。

二、治疗原则

由于某种疾病需切除一侧肾脏时,应排除对侧肾缺如、肾发育不良。肾发育不良可伴有高血压,但对侧肾功能良好,切除病肾后血压可正常。

第三节 异位肾

胚胎发育中,原先在骨盆的肾未能到达腰部,形成异位肾。单侧异位肾常见,偶有双侧,发育较差,常伴旋转不良。

一、诊断标准

1.临床表现

可无任何症状或引起所在部位的压迫症状,如临近直肠可引起便秘等。

2.辅助检查

B 超、IVU、CT 可明确异位肾的部位。

二、治疗原则

如无临床症状或压迫症状不明显可不做处理。如合并严重感染、积水等,则需手术切除,通常手术复位困难。

第四节　马蹄肾

两侧肾的下极或上极在身体中线融合形成蹄铁形。

一、病因

在胚胎早期,两侧肾脏的生肾组织细胞在两脐动脉之间被挤压而融合的结果。

二、病理

蹄铁肾的融合部分大都在下极,构成峡部,峡部为肾实质及结缔组织所构成。其位于腹主动脉及下腔静脉之前及其分叉之稍上方,两肾因受下极融合的制约使之不能进行正常的旋转。

三、诊断

(1)临床上表现为三项症状,即脐部隐痛及包块,胃肠道功能紊乱,泌尿系症状如感染、结石、积水等。

(2)腹部平片可显示峡部阴影或结石,静脉或逆行性肾盂造影对诊断本病有重大意义,可见两肾下极靠拢及肾轴向内下倾斜,输尿管在肾盂及峡部前方,常有肾积水征象,膀胱造影可发现有反流。

(3)CT显示出肾上或下极的融合部,肾门位于前方,B超及肾放射性核素扫描均有一定诊断价值。

四、鉴别诊断

由于一侧肾功能较差或技术因素未显影,往往将显影侧误诊为肾转位不全,仔细分析病史,辅以其他检查当可避免之。

五、治疗

本病肾功能常无异常,若无合并症,无须特别治疗。手术治疗主要是针对并发症而施行,对肾积水如为输尿管反流者可行输尿管膀胱吻合术,有狭窄者行肾盂成形术。峡部切除对缓解腰部疼痛及消化道症状可能有一定效果,但目前持谨慎态度。对一侧有恶性肿瘤、脓肾、严重积水、严重感染或导致高血压病者,可行经腹病侧蹄铁肾切除加对侧肾位置调整固定术。

六、随诊

定期做 IVU、肾功能或 B 超等检查。

第五节　重复肾及输尿管

重复肾是常见的泌尿系畸形,在正常的输尿管芽上方形成副输尿管芽,后者开口于正常输尿管下内方,到达膀胱以外,如前列腺、阴道前庭或外括约肌以远的尿道。重复输尿管可分为完全重复和部分重复。

一、诊断标准

1.临床表现

大部分重复肾畸形患者无特异临床表现,多为体检或偶然就诊发现。输尿管异位开口和输尿管囊肿常合并存在。重复肾畸形应与附加肾相鉴别,重复肾畸形中的两肾多数不能分开,而附加肾是完全独立的第三个肾。

2.辅助检查

(1)B超:典型的B超表现为肾区可见2个集合系统,即2个相邻的肾盂影像,部分B超还可显示双输尿管。

(2)静脉尿路造影(IVU):是诊断的重要手段,可以显示重复肾畸形及输尿管异位开口及输尿管囊肿。必要的时候可以使用双倍造影剂及延缓拍片法。合并有输尿管囊肿的IVU的典型表现为膀胱区内可见蛇头样改变或膀胱区内有类圆形充盈缺损。

(3) CT 尿路造影(CTU):CT 扫描诊断重复肾畸形敏感性优于超声检查和静脉尿路造影,CT 扫描常能清楚显示重复肾畸形的双肾及双输尿管,能判断尿路是否有梗阻存在,并有助于确定重复肾的输尿管开口是正常位置或是异位开口。同时,CT 扫描可评估重复肾的肾实质厚度和肾积水程度。

(4)磁共振水成像(MRU):适合于明确引起肾脏和输尿管结构改变的原因和部位。对于不适合做静脉尿路造影的患者(肾功能损害、造影剂过敏、妊娠妇女等)

可考虑采用。特别是在诊断伴有并发症的重复肾畸形,MRU 优于其他影像学检查。

二、治疗原则

无症状者,无需处理。如重复肾盂梗阻积水、重度感染、异位开口导致尿失禁,可以行肾重复部分切除或重复输尿管移植。

第六节　先天性肾盂输尿管连接部梗阻

先天性肾盂输尿管连接部梗阻(UPJO)定义为,因先天性肾盂输尿管连接部发育不良、发育异常或受到异位血管纤维索压迫等因素引起肾盂输尿管连接部梗阻,导致肾盂内尿液向输尿管排泄受阻,伴随肾集合系统扩张并继发肾损害。

一、诊断标准

1.临床表现

儿童期患者可出现上腹、脐周或腰部胀痛,血尿及尿路感染,并可伴有恶心、呕吐。可在出现腹部包块或体检时发现。输尿管狭窄部扭曲、成角或合并肾结石可出现肾绞痛,“间歇性肾积水”发作。自发破裂可表现为急腹症。肾内血管受压缺血,继发肾素增高,可引起高血压。肾积水晚期致肾功能不全,可引起患儿生长发育迟缓、喂养困难。

2.辅助检查

(1)B 超:产前 B 超在妊娠第 28 周发现肾盂增大而不伴输尿管扩张,需考虑 UPJO 可能。出生后 B 超检查时应观察:肾盂径线、肾盏扩张程度、肾脏大小、肾实质厚度、皮质回声、输尿管、膀胱壁以及残余尿量。新生儿推荐在 48 小时后行 B 超检查,但对于严重病例如双肾积水、孤立肾、羊水过少等,应出生后立即行 B 超检查。

(2)肾图:是评价肾脏排泄功能受损严重程度最常用的诊断方法。利尿肾图有助于鉴别功能性排泄缓慢与器质性梗阻。

(3)膀胱尿道造影:当患儿 B 超发现肾盂积水伴输尿管扩张或双侧肾积水时应进行该检查。

(4)静脉肾盂造影(IVU):IVU 可显示扩张的肾盂肾盏,当 UPJO 合并肾结石时,应进行 IVU 检查。

（5）CT血管造影（CTA）：当考虑施行UPJ内镜下切开术时,应进行CTA检查以明确是否存在异位血管。

（6）MRU与MRA：可以显示尿路扩张情况,对诊断异位血管骑跨UPJO准确性达86%。特别适合于肾功能不全、对碘造影剂过敏或上尿路解剖结构复杂者。

二、治疗原则

1.产前治疗

胎儿期肾积水定量评估有助于预测出生后是否需要干预治疗。

2.非手术治疗

控制感染,密切随访,一旦肾功能受损进行性加重或肾发育不良,就需要手术。

3.手术治疗

目的是解除梗阻,最大限度恢复肾功能和维持肾脏发育。梗阻轻者,肾盂肾盏扩张不严重时,行单纯矫形手术。梗阻严重者,应切除狭窄段及扩张肾盂,再做吻合手术。梗阻很严重者,肾实质残留很少,应行肾切除术。

第七节　异位输尿管、输尿管膨出和其他输尿管异常

异位输尿管、输尿管膨出和其他输尿管异常为遗传性疾病,多由于输尿管开口、结构等异常所致。异位输尿管分为外侧异位开口及远侧异位开口,输尿管膨出分为膀胱内型输尿管膨出及异位型输尿管膨出。

一、诊断标准

1.临床表现

（1）尿频、尿急、尿痛：由于尿液的抗反流机制受影响及尿液引流进入其他部位（如男性引流入前列腺尿道和膀胱颈）,引起尿路感染,可出现尿频、尿急、尿痛症状。

（2）阴道分泌物：由于输尿管异位开口于阴道,表现为阴道总是有分泌物。

（3）腹部包块：患者可触及包块,为肾积水体征。而异位的输尿管膨出可能会脱出尿道形成阴道包块。

（4）尿失禁：患者存在不同形式的排尿障碍,包括尿急、尿失禁。

2.辅助检查

（1）B超：在双集合系统中可发现分离的肾盏,而肾盏的扩张积水亦可由B超

发现。

（2）IVU：排泄性膀胱尿路造影可显示输尿管膨出的大小和位置以及是否存在膀胱输尿管反流，能够提供输尿管开口位置线索。

（3）CT 及 MRI：MRI 适合发现和定义被液体充盈的结构，此外还能提供内生殖器结构异常的信息。CT 扫描的延迟相，能够发现其他检查所不能发现的上肾。

（4）膀胱尿道镜检：可在进行相关检查时发现异位开口，并进一步行逆行造影证实。

二、治疗原则

（1）异位输尿管多采用上肾切除术，可以选择开放肾部分切除，或者腹腔镜肾切除或肾部分切除术。

（2）上肾仍有部分功能时可行肾盂输尿管吻合术。

（3）输尿管膨出切除和输尿管膀胱再植。

（4）对症处理，合并有泌尿系统感染时可采取抗炎等处理。

第八节　尿道上裂

尿道上裂是一种先天性的阴茎发育畸形，尿道自开口至耻骨联合在阴茎背侧呈一沟槽，包皮在背侧裂开，阴茎头呈扁平状，阴茎体较小。

一、诊断标准

阴茎头型很少发生尿失禁，阴茎型和阴茎耻骨型，尿失禁的发生率各为 75％和 95％。尿失禁通常是尿道括约肌发育不良，还可出现远端阴茎弯曲。耻骨分离常合并膀胱外翻，尿道上裂认为是膀胱外翻的一种较轻形式；严重的尿道上裂常并发膀胱外翻。

二、治疗原则

1.非手术治疗

主要依赖于尿道扩张，即使手术治疗后的病例也应定期扩张，预防再次狭窄。尿道扩张不宜在尿道有急性炎症时进行，并应在良好麻醉和严格无菌条件下进行。

2.手术治疗

非手术治疗失败的尿道狭窄患者可选用合适的手术治疗。一般施行尿道上裂整形术,包括阴茎伸直和尿道成形术。伴有尿失禁的患者,如括约肌成形术失败,再考虑尿流改道手术。

第九节　尿道下裂

尿道开口于阴茎腹侧正常尿道口后部,即为尿道下裂。

一、病因

为常染色体显性遗传疾病,妊娠期应用雌、孕激素可增加发病率,雄激素的缺乏可使尿道沟两侧皱褶发生融合障碍,使尿道腹侧壁缺如,形成下裂。

二、病理

按尿道海绵体发育所到部位,本病分为阴茎头型、阴茎型、阴囊或会阴型。阴茎头型多见,由于尿道口远侧的尿道海绵体不发育,而在腹侧形成纤维索带,造成阴茎下曲,影响排尿和生殖功能。

三、诊断

体检时即可做出诊断。

四、鉴别诊断

主要与两性畸形相鉴别,必要时行性染色体与性激素检测,以及直肠指诊、B超和CT检查,以便鉴别。

五、治疗

(1)阴茎头型除尿道外口狭窄需要扩张者外,一般无需手术。

(2)手术分下曲矫正术及尿道成形术,前者应在学龄前进行,待瘢痕软化后再施行成形术,亦可采用游离膀胱黏膜形成新尿道。本法可一期施行。

六、随诊

定期随访,了解有无尿道外口狭窄及阴茎发育情况,必要时可扩张尿道外口。

第十节　后尿道瓣膜

后尿道瓣膜通常位于前列腺尿道的远端,瓣膜为黏膜皱褶形成,外形像一层很薄的膜。尿道黏膜皱襞肥大、黏连或发育异常,突入尿道腔内,导致尿流排出障碍性疾病。后尿道瓣膜在婴儿和新生儿是最常见的尿道梗阻疾病。此病仅发生于男性患儿,排尿时,瓣膜可引起不同程度的梗阻。

一、诊断标准

1.临床表现

常有尿线无力、排尿中断、淋漓不尽、尿路感染。严重的梗阻可以引起肾积水,并在下腹部触及胀大的膀胱。少数患者可在两侧肋腹部触及积水的肾脏。多数患儿出生后发育迟缓,除慢性疾病体征外体检可无其他发现。

2.辅助检查

(1)实验室检查:血清肌酐、尿素氮及肌酐清除率是反映肾功能损害程度的最好指标。

(2)超声波检查:超声波检查可以发现肾输尿管积水及膀胱扩大。

(3)器械检查:在全身麻醉下行尿道镜检和膀胱镜检,可见膀胱小梁小房形成,少数还可见憩室,以及膀胱颈、三角区肥厚,并在前列腺尿道远端可直接看到瓣膜而明确诊断。

(4)IVU:可发现肾浓缩功能差及肾输尿管积水。

二、治疗原则

(1)其治疗目的主要是除去瓣膜,手术方法的选择需根据梗阻程度及患者健康状况而定。对于轻、中度梗阻伴有轻度氮质血症者,可选用经尿道电灼瓣膜,疗效满意。少数患者,可通过插入导尿管、膀胱镜,或经会阴部切开尿道插入尿道探子破坏瓣膜,扩张尿道。

(2)梗阻严重引起不同程度的肾积水,出现脓毒血症和氮质血症的患儿,应给予抗菌药物,留置导尿管和纠正和电解质平衡紊乱等治疗,膀胱输尿管反流及肾发育不良的患儿,应行膀胱造瘘术。

第十一节 男性外生殖器异常

一、包皮过长

包皮过长是指包皮覆盖尿道口,但能上翻,露出尿道口和阴茎头。

(一)诊断标准

1.临床表现

包皮过长可分为真性包皮过长和假性包皮过长。真性包皮过长是阴茎勃起后龟头也不能完全外露;假性包皮过长是指平时龟头不能完全外露,但在阴茎勃起后龟头则可以完全外露。

2.辅助检查

勃起时包皮仍包着龟头不能露出,但用手上翻时能露出龟头的,就是包皮过长。

(二)治疗原则

包皮过长应行包皮环切术。对于不发炎的包皮过长,只要经常将包皮上翻清洗,也可不必手术。

二、包茎及包皮嵌顿

包茎是指包皮口狭窄或包皮与阴茎头黏连使包皮不能上翻,不能露出尿道口和阴茎头。包皮嵌顿是指包皮上翻至阴茎头上方后未复位,包皮口紧勒在冠状沟处,将循环阻塞,影响淋巴及静脉回流而引起水肿。

(一)诊断标准

1.临床表现

(1)包茎:包皮口狭小,呈针孔样,可引起不同程度的排尿困难,尿流缓慢、细小,排尿时包皮膨起。包皮垢,呈白色小肿块。阴茎头包皮炎,炎症时包皮口红肿,有脓性分泌物。

(2)嵌顿:嵌顿性包茎,疼痛剧烈,包皮水肿,在其上缘可见到狭窄环,阴茎头呈暗紫色。有排尿困难,时间过长嵌顿包皮坏死。

2.辅助检查

观察包皮口大小:将包皮试行上翻,便可做出判断。嵌顿性包茎时,水肿的包皮翻在阴茎头的冠状沟部,在其上缘可见到狭窄环,阴茎头呈暗紫色。

（二）治疗原则

（1）对于小儿的包茎可扩大包皮口,将包皮反复上翻并复位。对于成人的包茎则需行包皮环切术。对于包皮嵌顿,需紧急施行手法复位,必要时做包皮背侧切开。

（2）一般包茎均采用包皮环切术,适应证如下:①包皮口有纤维性狭窄环;②反复发作阴茎头包皮炎;③6岁以后包皮口狭窄。

（3）隐匿性阴茎病例切忌做包皮环切术,应施行包皮整形术,包皮过长也可做此手术;若不手术,应注意清洁,经常上翻清洗。

三、隐匿性阴茎

阴茎皮肤发育不良、过短;包皮腔过小;阴茎皮肤没有包着阴茎海绵体,导致阴茎海绵体无支撑而回缩体内。

（一）诊断标准

阴茎体缩藏于体内,凸出外面的只有小包皮。如果用手将阴茎皮肤向内挤压,阴茎体就会显露出来,但手稍一放开,阴茎体回缩。

（二）治疗原则

（1）用力翻转包皮,显露阴茎头后在此缝一牵引线,如存在包皮黏连或包茎,则需在包皮背侧纵行切开,分离包皮黏连,使包皮能够翻露出阴茎头。将纵行切开的包皮,翻转后此切口几乎变成一横切口。

（2）切除阴茎背侧发育不良的条索状组织,即发育不良的肉膜层组织。

（3）横形延长该切口将阴茎剩余皮肤环形切开,并切除阴茎腹侧条索状物,也可切除耻骨上方的脂肪垫,阴茎皮肤缝合于阴茎根部的阴茎体上。

四、小阴茎

是指阴茎外观正常,长度与直径比值正常,但阴茎体的长度小于正常阴茎长度平均值2.5个标准差以上。阴茎的长度是指用手提阴茎头尽量拉直,即相当于阴茎充分勃起时从阴茎顶到耻骨联合的距离。成人一般以阴茎松弛长度不足3cm为小阴茎。

（一）诊断标准

1.临床表现

用手尽量拉直阴茎,测量耻骨联合至阴茎头顶端的距离为阴茎长度,阴茎长度小于正常阴茎长度平均值2.5个标准差以上时,即可诊断为小阴茎。

2.辅助检查

除测量阴茎长度外,还应注意有无与染色体、脑发育异常有关的体征,如眼距宽、小嘴、耳郭位置低,并指(趾)、多指(趾)等。同时了解阴囊发育情况及睾丸位置、数量和大小等。

(二)治疗原则

1.内分泌治疗

(1)促性腺激素分泌不足性腺功能减退最常用的治疗是用与 FSH、LH 有类似功能的 HCG 治疗。

(2)性腺功能异常:如单纯睾丸分泌睾酮异常,用睾酮替代疗法。

2.手术治疗

(1)对睾丸下降不全患者在内分泌治疗无效后尽早做睾丸固定术。

(2)对于激素治疗无效,可能为雄激素受体异常的患者要考虑手术整形。

第十二节　隐睾症

隐睾的发生是多因素的,是一组由多种病因造成的被人们所熟识的临床异常的总和。睾丸位置异常、单侧或双侧下降不良、附睾结构异常、睾丸内部结构异常、睾丸激素异常和相关的其他先天异常等都是隐睾症的常见变异。

一、诊断标准

1.临床表现

(1)睾丸萎缩:睾丸未下降至阴囊内,生后 2 年内还只有轻度的组织改变,在 2～5 岁以后就会引起睾丸发育不全或萎缩。两侧隐睾可使 90％的患者不育。

(2)癌变:隐睾患者癌变的危险较正常阴囊内睾丸高 20～48 倍;而腹腔内睾丸癌变的危险较腹股沟睾丸高 5 倍。睾丸先天性缺陷以及睾丸处于不正常的位置、周围温度较高是隐睾发生恶性变的原因。

(3)易外伤:位于腹股沟的睾丸,当腹肌收缩时腹股沟管也收缩,其中的睾丸即受到挤压。腹腔内睾丸也经常受腹压改变的挤压。

(4)睾丸扭转:隐睾之睾丸可能有睾丸引带、提睾肌附着异常或睾丸鞘膜的附着异常,易于发生睾丸扭转。

2.辅助检查

(1)如果染色体为 XY 型,血清卵泡刺激素(FSH)升高,血清睾酮(T)降低,而且睾酮的水平对绒毛膜促性腺激素(HCG)的刺激无反应,则为双侧睾丸缺如(即无睾丸),不需要手术探查。

(2)对于单侧睾丸缺如术前难以确诊,激素试验是正常的。生殖腺静脉造影、腹腔镜检查、B超、CT扫描对诊断可能有帮助,必要时仍需手术探查。

二、治疗原则

睾丸的自发性下降在出生后3个月内即完成,之后则很难自发下降,因此睾丸未降的决定性治疗应在出生后6~12个月间完成。

1.激素治疗

外用绒毛膜促性腺激素(HCG)和促性腺激素释放激素(GnRH)或促黄体生成激素释放激素(LHRH)。有报道称年龄较大的儿童及睾丸可回缩或处于外环口位置之下的儿童中,激素治疗的成功率高。

2.外科处理

(1)标准的睾丸固定术:若2岁仍未下降,则要采取手术治疗,施行睾丸下降固定术。

(2)高位隐睾:对于近端精索大程度的松解仍无法使睾丸张力下降至阴囊所需的长度,可以通过游离内侧精索血管延长精索长度。

(3)Fowler-Stephens固定术:处理腹股沟管内的高位隐睾或腹腔内睾丸时通常采用此法。

3.腹腔镜处理

与开放手术相比,腹腔镜手术可以更精确地分辨不可触及睾丸的解剖位置、活力情况,还可以采取最佳的入路解决外科难题。

第三章　泌尿系感染

第一节　泌尿系统非特异性感染

尿路感染是尿路上皮对细菌侵入的炎症反应,通常伴随有细菌尿和脓尿。可分为单纯性尿路感染和复杂性尿路感染。

单纯性尿路感染是指发生于泌尿系统的解剖结构功能正常而又无糖尿病或免疫功能低下等合并症患者的尿路感染,短期抗菌药物治疗即可治愈。多见于女性,主要病原菌为大肠埃希菌。主要危险因素是性生活活跃或近期有性生活、绝经后雌激素水平下降等。

复杂性尿路感染是指尿路感染伴有增加获得感染或者治疗失败风险的疾病,如泌尿生殖道的结构或功能异常,或存在其他潜在因素,如留置导尿管、支架管,合并有泌尿系结石、泌尿系肿瘤、糖尿病或免疫缺陷疾病等。

一、急性肾盂肾炎

急性肾盂肾炎是指肾盂和肾实质的急性细菌性炎症。病原菌主要为大肠埃希菌(70%～95%),来自患者自身肠道菌群并经尿道、膀胱、输尿管上行侵入肾盂及肾实质而致病。多见于女性,常累及单侧肾,也可同时发病。危险因素是性生活活跃史或近期有性生活史等。雌激素水平降低是绝经后女性尿路感染的危险因素。

(一)诊断标准

1.临床表现

(1)泌尿系统症状:包括尿频、尿急、尿痛、血尿、排尿困难,患侧或双侧腰部胀痛,肋脊角有明显的压痛或叩击痛等。

(2)全身中毒症状:寒战、高热,体温可上升到39℃以上,伴有头痛、恶心呕吐、食欲减退等,常伴血白细胞计数升高和血沉增快。

2.辅助检查

(1)尿常规化验:有大量白细胞及脓细胞,少量蛋白及颗粒管型。部分患者有肉眼或显微镜下血尿。

(2)血常规化验:白细胞计数升高,中性粒细胞增多。

(3)尿细菌学检查:尿沉渣涂片染色可见致病菌,中段尿细菌培养细菌菌落计数$\geq 10^5$CFU/ml即可诊断,同时可明确致病细菌,参考抗菌药物敏感试验,选择合适的抗菌药物。

(4)当治疗效果不理想时,可考虑行 B 超、尿路平片(KUB)、静脉尿路造影(IVU)等检查,以发现可能存在的尿路解剖结构或功能异常。

(5)在高热期间应与其他感染性疾病,如呼吸道感染、急性前列腺炎、胆囊炎、阑尾炎、盆腔炎等鉴别。除尿内所见感染证据外,患侧肾区叩痛、压痛可有助于诊断。

(二)治疗原则

(1)急性期间卧床休息,注意营养,治疗期间多饮水或补充液体,尿量维持在每日 1500ml 以上,给予退热、镇痛等对症处理。

(2)应在细菌培养和药敏结果的基础上使用有效抗菌药物。药物治疗先宜静脉输液给药,待病情稳定后改为口服。一般选用第三代喹诺酮类、半合成广谱青霉素、第三代头孢菌素类等。

(3)对治疗反应不良及有菌血症者,应考虑有无尿路梗阻性疾病的存在,如尿石症、膀胱输尿管反流或下尿路梗阻残余尿量多等。

二、慢性肾盂肾炎

慢性肾盂肾炎多是由于急性肾盂肾炎期间治疗不当或不彻底而转为慢性阶段,尤其伴有尿路梗阻、糖尿病、膀胱输尿管反流及神经源性膀胱功能障碍者容易发展成慢性肾盂肾炎。

(一)诊断标准

1.临床表现

慢性肾盂肾炎多见于女性,临床表现极不一致。

(1)患者一般体质较弱,可有轻度膀胱刺激症状,部分患者可能仅有轻度腰背酸痛,可反复发作急性尿路感染。

(2)可有低热、贫血、头晕、乏力,易出汗。

(3)部分患者有高血压或面部、眼睑等处水肿。

（4）肾区有叩击痛。

（5）晚期患者则出现肾功能不全甚至尿毒症。

2.辅助检查

（1）尿常规化验：有白细胞、红细胞及白细胞管型。

（2）尿细菌学检查：中段尿培养发现致病菌有助于确诊。

（3）肾脏浓缩功能减低、尿相对密度降低为本病的特点之一。

（4）静脉尿路造影可发现晚期患肾变小，肾盂肾盏扩张变形，皮质萎缩变薄等改变。

（5）症状反复发作、治疗效果不佳者，应考虑有无尿路梗阻性疾病的存在，如尿石症、膀胱输尿管反流，应行尿液结核菌及 B 超、IVU 造影等检查，以除外尿路结核。

（二）治疗原则

（1）注意营养、休息，避免过度劳累，适当参加体育活动，增强体质。

（2）应根据细菌培养和药敏结果使用有效抗菌药物，彻底控制菌尿，防止复发。注意避免使用对肾功能有损害的抗菌药物，如庆大霉素、卡那霉素等。

三、肾周围感染

肾周围感染是指炎症位于肾包膜与肾周围筋膜之间的脂肪组织中。大多数为血行性金黄色葡萄球菌感染，亦可由肾脏本身感染或肾脏外感染灶引起。如感染未能及时控制，则可发展形成周围脓肿。

（一）诊断标准

1.临床表现

（1）肾周围炎症进展缓慢，腰部钝痛。

（2）如继发于慢性肾感染，有持续或反复的尿路感染病史。

（3）患侧肋脊角或上腹部有明显压痛、叩击痛及肌紧张，有时可触及痛性包块。

（4）如脓肿形成，则患者有寒战、高热及明显腰痛，伴恶心、呕吐、腹泻，腰部及下肢活动受限。

（5）由于腰大肌受到脓肿刺激后收缩，脊柱弯曲凹向病侧。由于髂腰肌的收缩，患者取平卧位及患侧下肢屈曲位。

2.辅助检查

（1）血尿常规检查：白细胞总数及中性粒细胞计数增高；感染扩散时，血细菌培养可阳性。尿常规多为正常，如继发于肾脏本身感染，则尿中有脓细胞和细菌。

（2）X线腹平片可见脊柱向患侧弯曲,腰大肌阴影消失,肾影模糊,患侧膈肌升高。

（3）B超、CT显示肾周围低回声或低密度肿块,可明确诊断。

（4）B超引导下行肾穿刺、抽取脓液可涂片检查细菌及细菌培养。

（二）治疗原则

（1）早期应用敏感抗菌药物。

（2）脓肿形成可在B超引导下穿刺引流或行切开引流术。

（3）肾周围脓肿若继发于尿路结石引起的脓肾或感染的肾积水,肾功能严重损害而对侧肾功能良好时,应考虑做肾切除术。

四、急性膀胱炎

急性膀胱炎是泌尿外科临床最常见的疾病之一。由于女性尿道解剖和生理学方面的特点,女性发病率远远多于男性。新婚妇女及更年期妇女更易发生。多继发于尿道炎、阴道炎、子宫颈炎或前列腺炎等;临床相关操作也可造成急性膀胱炎的发生,如留置导尿管、间歇性膀胱导尿等。由于女性尿道短而宽直,细菌容易上行感染至膀胱,也可经淋巴感染或继发于肾脏感染。主要致病菌为大肠埃希菌、变形杆菌。

（一）诊断标准

1.临床表现

（1）发病突然,女性患者发病多与性活动有关。膀胱刺激症状(尿频、尿急、尿痛)明显,耻骨上膀胱区或会阴部不适、尿道烧灼感。尿频程度不一,严重者数分钟排尿一次或有急迫性尿失禁。

（2）尿液混浊,常见终末肉眼血尿,偶为全程肉眼血尿。

（3）一般无全身症状,体温正常或仅有低热。

（4）腹部检查,急性膀胱炎患者可有耻骨上区压痛,但缺乏特异性。

（5）病程较短,若经及时有效抗感染治疗,症状多在1周消失。

2.辅助检查

（1）尿常规化验:有大量白细胞及红细胞。

（2）尿细菌学检查:尿沉渣涂片染色可以找到致病菌,中段尿培养有细菌生长。

（二）治疗原则

1.支持及对症治疗

注意休息,补充营养,多饮水或补充液体。口服碳酸氢钠或枸橼酸钾碱化尿液,并可用黄酮哌酯盐或 M 受体抗胆碱类药物,以缓解膀胱痉挛,减轻膀胱刺激症状。

2.抗菌药物治疗

可选择采用磷霉素氨丁三醇、呋喃妥因、喹诺酮类、第二代或第三代头孢菌素等抗菌药物。对绝经后妇女可应用雌激素替代疗法(口服或阴道局部使用雌激素霜剂)可使绝经后妇女泌尿生殖道萎缩的黏膜恢复,并增加阴道内乳酸杆菌的数量,降低阴道 pH,从而有利于预防尿路感染再发。

3.寻找并治疗原发灶

如下尿路梗阻、膀胱结石或异物、妇科感染性疾病等,清除诱发因素。

4.养成良好的个人卫生习惯

在性交前双方清洗会阴,性交后立即排尿。勤换内裤和卫生巾。便后从前向后方向擦肛门。

五、反复发作性膀胱炎

反复发作的膀胱炎多继发于下尿路梗阻性疾病,如膀胱结石、前列腺增生、尿道狭窄等,女性可继发于处女膜伞症、尿道口处女膜融合、尿道旁腺炎等。部分是因为急性膀胱炎未得到彻底治疗转变所致。

(一)诊断标准

1.临床表现

(1)病程缓慢,尿频、尿急、尿痛反复发作,症状较急性发作时轻。

(2)部分患者膀胱充盈时有耻骨上膀胱区或会阴部不适,常有尿液浑浊。

(3)伴有下尿路梗阻时,出现排尿不畅。

(4)查体可发现女性尿道口处女膜融合、处女膜伞等。

2.辅助检查

(1)尿常规化验有少数白细胞和红细胞。

(2)尿细菌学检查中段尿细菌培养往往为阳性。

(3)B 超、静脉尿路造影等可帮助了解有无泌尿系肿物、结石、畸形等。

(二)治疗原则

(1)适当锻炼、增强体质,劳逸结合,避免刺激性饮食,多饮水。注意个人卫生及生活习惯,保持外阴清洁。

(2)合理选用敏感抗菌药物,应用对症治疗药物。

(3)治疗原发病灶,如下尿路梗阻、膀胱结石或异物,妇科感染性疾病等,去除诱发因素。

（4）经抗菌药物治疗无效的慢性膀胱炎，必要时应行膀胱镜检查以除外泌尿系结核等其他疾病。

六、非特异性尿道炎

非特异性尿道炎可分为急性和慢性，致病菌以大肠埃希菌、链球菌和葡萄球菌最常见。尿道炎常因尿道口或尿道内梗阻，如包茎、尿道狭窄、尿道结石、长期留置导尿管或邻近器官的炎症（如前列腺精囊炎、阴道炎、宫颈炎等）蔓延至尿道引起。

（一）诊断标准

1.临床表现

（1）急性期：有尿频、尿急、尿痛，尿道外口红肿，边缘外翻；常有浆液性或脓性分泌物，女性患者尿道分泌物少见；尿道黏膜呈弥散性充血和水肿，有时可形成浅溃疡，可有耻骨上及会阴部钝痛。

（2）慢性期：女性患者可有尿频、尿急、尿痛并牵涉到阴道或下腹部。男性患者亦有轻度尿频、尿急伴尿道灼热感。尿道分泌物较急性期显著减少，或仅在清晨第一次排尿时可见尿道口附有少量浆液性分泌物。慢性病例晚期可形成尿道狭窄。

2.辅助检查

（1）尿常规化验可见少数白细胞、红细胞或正常。

（2）尿道分泌物涂片染色镜检或细菌培养，可明确致病菌。

（3）男性患者若无尿道分泌物，可作尿三杯试验，若第一杯尿混浊，镜检白细胞较多则为尿道炎。

（4）男性患者应行前列腺分泌物镜检，可发现合并的前列腺炎。

（5）行尿道造影或膀胱尿道镜检查，可明确有无尿道狭窄及其他诱发病因。

（二）治疗原则

（1）多饮水，避免刺激性饮食，局部热水坐浴。

（2）选用有效的抗菌药物，如喹诺酮类、头孢菌素类等，合并慢性前列腺炎精囊炎者亦应同时进行治疗。

（3）应注意解除尿道外口或尿道内梗阻，清除诱因。

（4）女性患者应检查有无阴道炎或宫颈糜烂，以便做相应的治疗。

第二节 男性生殖系统非特异性感染

一、前列腺炎

（一）急性细菌性前列腺炎和前列腺脓肿

由细菌引起的前列腺组织的急性炎症称为急性细菌性前列腺炎,如炎症进一步发展形成脓肿则称为前列腺脓肿。

1.病因

常见致病菌株有大肠杆菌、变形杆菌、克雷伯杆菌及肠杆菌等,感冒、疲劳、酗酒、性欲过度、会阴损伤及痔内注射药物均能诱发急性细菌性前列腺炎和前列腺脓肿。

2.病理

前列腺局部或全部呈显著的炎症反应,腺泡内和四周可见大量的多形核白细胞浸润。基质弥漫性水肿充血,早期可见小脓肿,后期有大脓肿形成。急性前列腺炎常与急性膀胱炎有关,并导致急性尿潴留。

3.诊断

（1）突然发热、寒战、后背及会阴痛,伴有尿频、尿急、尿道灼痛和排尿困难。

（2）直肠指检:前列腺肿胀,触痛明显,腺体坚韧不规则。脓肿形成后,患侧前列腺增大,并有波动感。

（3）前列腺液有大量白细胞或脓细胞以及含脂肪的巨噬细胞,培养有大量细菌生长(但急性期不应做按摩,以免引起菌血症)。

（4）做尿培养可了解致病菌及药敏。

4.鉴别诊断

（1）急性肾盂肾炎:直肠指检时前列腺炎的特征性表现可资鉴别。

（2）急性非特异性肉芽肿性前列腺炎:好发于有严重过敏史或支气管哮喘者,是全身脉管炎的一种表现,血中嗜酸粒细胞增多。

5.治疗

（1）采用有效的抗菌药物迅速控制炎症,并持续至症状消失后至少1周。

（2）全身支持疗法,补液利尿,退热止痛,卧床休息。

（3）前列腺脓肿时可在局麻下经会阴穿刺抽吸,但常需经尿道或经会阴切开引流。

（4）有急性尿潴留时应做耻骨上穿刺造瘘。

6.疗效标准及预后

症状完全消失1周以上可认为已治愈。本病经及时诊断和正确治疗,预后较好。

（二）慢性前列腺炎

慢性前列腺炎包括慢性细菌性前列腺炎和无菌性前列腺炎。前者前列腺液内有大量脓细胞,培养有细菌生长,后者又称前列腺痛,培养无细菌生长。

1.病因

细菌性前列腺炎的致病菌以大肠杆菌、变形杆菌、葡萄球菌、链球菌等多见。无菌性前列腺炎病因不明。

2.病理

慢性前列腺炎的组织学无特异性,腺泡内或腺泡周围的基质内可见浆细胞、巨噬细胞和淋巴细胞。

3.诊断

（1）排尿不适,轻度膀胱刺激征,腰骶部疼痛,排尿终末时尿道口有白色分泌物,有时出现血精。

（2）细菌性前列腺炎的前列腺液内有大量脓细胞,镜检每高倍视野超过10个以上,卵磷脂减少或消失。

（3）分段尿和前列腺按摩液细菌培养可区分细菌性和无菌性前列腺炎。

4.鉴别诊断

急性和慢性尿道炎、膀胱炎等可与前列腺炎同时存在或分别发生,分段尿和前列腺按摩液细菌培养可确定炎症部位。

5.治疗

（1）加强身体锻炼,禁忌刺激性食物。

（2）使用前列腺液内浓度较高的药物,如复方新诺明、氧氟沙星、罗红霉素等。

（3）前列腺按摩,每周1次,热水坐浴每晚1次。

（4）前列腺射频理疗。

（5）中药治疗。

（6）对症状严重、久治无效的患者可行抗生素局部注射治疗。

（7）对伴有神经官能症和不育症病例,应酌情对症处理。

6.疗效标准及预后

细菌性前列腺炎迁延不愈,反复发作,可引起腺体纤维化和后尿道狭窄。

二、睾丸附睾炎

(一)急性附睾炎

急性附睾炎是致病菌侵入附睾所致的急性炎症。

1.病因

急性附睾炎的致病菌多经后尿道侵入,以大肠杆菌和葡萄球菌多见。

2.病理

感染由尾部向头部扩散,附睾肿胀、变硬,附睾切面可见细小脓肿形成。睾丸鞘膜有恶臭的分泌物,并可化脓。组织学表现为一种蜂窝织炎。

3.诊断

(1)突发附睾肿胀、疼痛,有时出现寒战、发热。

(2)附睾触诊有肿大或硬结,压痛明显。

(3)常因并发前列腺炎和精囊炎而反复发作。

(4)化验:血白细胞升高。初段和中段尿细菌培养可检出附睾炎的致病菌。

4.鉴别诊断

附睾结核很少有疼痛、发热,输精管可有串珠样改变。尿液或前列腺液培养可找到结核杆菌。

5.治疗

(1)应用抗菌药物。

(2)托高阴囊可减轻疼痛,早期冰袋冷敷可防止肿胀,晚期热敷可加速炎症吸收。

(3)反复发作,或硬结持续存在引起疼痛者可做附睾切除术。

6.预后

及时诊断和治疗,急性附睾炎可在两周内完全消退,附睾大小和硬度恢复正常需4周以上。炎症累及双侧可导致生育能力低下或不育。

(二)慢性附睾炎

慢性附睾炎指急性附睾炎在急性期后经常反复轻度发作,是急性附睾炎不可逆的终末阶段。

1.病因

同急性附睾炎。

2.病理

纤维组织增生使附睾局部或整体变硬,组织学见瘢痕组织,输精管狭窄阻塞。

组织中有淋巴细胞和浆细胞浸润。

3.诊断

除轻度发作期有局部不适外,一般无特殊症状,附睾内可触及肿块,有或无触痛,精索增粗。

4.鉴别诊断

同急性附睾炎。

5.治疗

(1)炎症活动期可用抗生素治疗。

(2)必要时可做附睾切除。

6.疗效标准及预后

慢性附睾炎除反复发作和引起不育外,很少有其他后遗症。

(三)睾丸炎

睾丸炎是各种致病因素引起的睾丸炎性病变。可分为特异性睾丸炎和非特异性睾丸炎两类。

1.病因

特异性睾丸炎主要是病毒引起(腮腺炎性睾丸炎)或螺旋体引起(梅毒性睾丸炎)。非特异性睾丸炎的致病菌主要有葡萄球菌、大肠杆菌、肠球菌和变形杆菌等,多由附睾炎蔓延而来。

2.病理

特异性睾丸炎时睾丸高度增大并呈蓝色,切开睾丸时由于间质的反应和水肿,睾丸小管不能挤出,组织学表现为充血、水肿,大量中性粒细胞、淋巴细胞和巨噬细胞浸润。愈合时,睾丸变小,曲细精管严重萎缩,但保留间质细胞。

非特异性睾丸炎时睾丸不同程度充血、肿大,切开时见有小脓肿,组织学见有灶性坏死、组织水肿和中性粒细胞浸润。

3.诊断

(1)局部有睾丸疼痛、肿胀,可触及肿大的睾丸并有压痛。

(2)全身有畏寒、发热及恶心、呕吐。

(3)非特异性睾丸炎时附睾也有肿大、触痛,睾丸、附睾界限不清。腮腺炎性睾丸炎时可触及肿大的腮腺。

4.鉴别诊断

(1)急性附睾炎:早期易与睾丸炎鉴别,后期因睾丸被动充血而易误诊。如有尿道分泌物、脓尿,尿液化验异常,前列腺液培养阳性可认为是急性附睾炎。

（2）精索扭转：发病急骤，附睾于睾丸前方被扪及，且局部疼痛显著，B超可协助诊断。

5.治疗

（1）腮腺炎性睾丸炎：抗菌药物是无效的，可用1％的利多卡因20ml做低位精索封闭，以缓解睾丸肿胀和疼痛，亦有改善睾丸血运、保护睾丸生精功能的作用。

（2）非特异性睾丸炎：用抗菌药物控制感染。

（3）一般治疗：卧床休息，抬高睾丸，早期冷敷，后期热敷，可减轻疼痛不适和肿胀。

6.疗效标准及预后　腮腺炎性睾丸炎如为双侧病变，可引起生精功能不可逆损害，导致不育。急性期一般为1周，两个月后可观察到睾丸萎缩。

第四章　泌尿系损伤

第一节　肾损伤

肾损伤发病率每年在 5/100000。72% 见于 16~44 岁的男性青壮年,男女比例约 3:1,在泌尿系统损伤中仅次于尿道损伤,居第二位,占所有外伤的 1%~5%,腹部损伤的 10%。以闭合性损伤多见,1/3 常合并有其他脏器损伤。当肾存在积水、结石、囊肿、肿瘤等病理改变时,损伤可能性更大。

一、病因与病理

1.损伤原因

(1)闭合性损伤:90% 是因为车祸、摔落、对抗性运动、暴力攻击引起。肾是腰腹部闭合性损伤中第二位容易受伤的器官,大部分损伤程度较轻,Ⅲ级或Ⅲ级以上的损伤占 4%,其中肾裂伤、肾血管损伤占 10%~15%,单纯的肾血管损伤小于 0.1%。快速减速性损伤可能引起肾动脉闭塞。

(2)开放性损伤:主要是由锐器损伤、枪弹伤等引起。有 94.6% 的穿通伤合并邻近器官的损伤,且 67% 为Ⅲ级或Ⅲ级以上的损伤。高速穿通伤(速度>350m/s)引起的组织损伤程度较低速穿通伤更为严重。

2.分类

(1)病理分类

①肾挫伤:仅局限于部分肾实质,形成肾瘀斑和(或)包膜下血肿,肾包膜及肾盂黏膜完整。

②肾部分裂伤:部分实质裂伤伴有包膜破裂,致肾周血肿。

③肾全层裂伤:实质深度裂伤,外及包膜,内达肾盂肾盏黏膜,常引起广泛的肾周血肿、血尿和尿外渗。

④肾蒂损伤:肾蒂血管或肾段血管的部分和全部撕裂;也可能因为肾动脉突然

被牵拉,致内膜断裂,形成血栓。

(2)临床分类:国内一般将肾挫伤及肾部分裂伤归为轻度肾损伤,其他为重度肾损伤。

二、诊断方法

1.病史

病史是诊断的重要依据,但对病情严重者,应首先按急救 ABCDEF 原则进行处理。病史包括:受伤史、救治史和(或)既往病史等。

2.血尿

血尿是绝大多数肾损伤的重要标志,多为肉眼血尿,少数为镜下血尿。但血尿的严重程度不一定与肾损伤的程度一致,有时肾损伤可无血尿(如肾蒂血管损伤、输尿管完全离断、休克等)。

3.体格检查

应进行全面的体格检查,包括循环、呼吸、神经、消化等系统,以确定有无合并伤。在此基础上,如果发现腰部伤口或瘀斑,应怀疑肾损伤;伤侧肾区疼痛或压痛;腰部出现不规则增大的肿块;肋骨骨折;腹肌及腰肌强直。

4.实验室检查

(1)血液检查:血红蛋白、血细胞比容、血细胞比积测定。持续的血细胞比容降低提示大量失血。

(2)尿液及沉渣检查:受伤后不能自行排尿者应进行导尿检查。严重休克无尿者,往往要在抗休克、血压恢复正常后方能见到血尿。

(3)血清肌酐测定:伤后 1h 内的测定结果主要反映受伤前的肾功能情况。

5.影像检查

(1)腹部平片:轻度肾损伤可无重要发现,重度肾损伤可见肾影模糊不清,腰大肌影不清楚,脊柱凹向伤侧,有时可见合并肋骨或腰椎骨折。

(2)B 超:对观察肾损伤程度,血、尿外渗范围及病情进展情况有帮助,但在肾损伤临床分类评估中的作用尚有争议。适合:①对伤情做初步评估;②连续监测腹膜后血肿及尿外渗情况。

(3)静脉尿路造影(IVU):可了解肾损伤的程度及对侧肾功能情况,同时还可了解有无肾原发性疾病。但因检查时需压迫腹部,对急诊外伤患者不适宜,故有学者主张行大剂量静脉造影。无 CT 的单位可行此项检查。对血压不稳定需要急诊手术探查的患者可在手术室行术中 IVU 检查(单次静脉注射造影剂 2mg/kg)。

（4）CT：增强扫描是肾损伤影像学检查的"金标准"。能迅速准确了解肾实质损伤情况，尿外渗、肾周血肿范围；动脉和静脉相扫描可以显示血管损伤情况；注射造影剂 10～20min 后重复扫描可显示集合系统损伤情况，是肾损伤临床分级的重要依据。同时还可了解对侧肾功能、肝、脾、胰、大血管情况。必要时可重复 CT 检查评估伤情变化。

（5）磁共振（MRI）：对造影剂过敏的患者可选择 MRI 检查，1.0T 以上的 MRI 检查可以明确肾碎裂及血肿的情况。一般不作为常规检查。

（6）肾动脉造影：能显示肾血管及分支的损伤情况。因该检查费时且为有创检查，因此，仅在疑有肾动脉分支损伤导致持续或继发出血，并有条件行选择性肾动脉栓塞时进行该项检查。

（7）核素扫描：核素扫描对严重碘过敏患者判断肾血流状况有较多帮助，但一般不需进行该项检查。

三、治疗指征

肾损伤的治疗目的：保存肾功能和降低病死率。

1. 肾探查的指征

伤情是决定是否行肾探查术的主要因素。闭合性肾损伤总体手术探查率低于10%，而且还可能进一步降低。

（1）严重的血流动力学不稳定，危及伤者生命时，为绝对手术探查指征。

（2）因其他原因行剖腹探查时，有下列情况时应行肾探查：①肾周血肿进行性增大或肾周血肿具有波动性时；②术前或术中造影发现肾不显影，或伴有其他异常时；③如果肾显影良好，且损伤分级明确，可暂缓行肾探查术。

（3）Ⅳ、Ⅴ级肾损伤：Ⅴ级肾损伤推荐行肾探查术。极少数报道认为Ⅴ级肾实质伤可以进行非手术治疗。对Ⅳ级损伤是否探查有争议，如血流动力学不稳定则应探查。

（4）开放性肾损伤：多需行肾探查术。Ⅲ级及以上肾刺伤的预后判断较为困难，非手术疗法常伴有较高的并发症发生率。

（5）肾有其他异常、肾显影不良或怀疑有肾肿瘤时，则肾外伤即使较轻也推荐行肾探查术。

2. 非手术治疗的指征

非手术治疗为绝大多数肾损伤患者的首选治疗方法。非手术治疗可有效降低肾切除率，且近期和远期并发症并没有明显升高。在血流动力学稳定的前提下，下列情况可行非手术治疗。

(1)Ⅰ级和Ⅱ级肾损伤推荐行非手术治疗。

(2)Ⅲ级肾损伤倾向于非手术治疗。

(3)Ⅳ级和Ⅴ级肾损伤少数可行非手术治疗。此类损伤多伴有合并伤,肾探查和肾切除率均较高。

(4)开放性肾损伤:应进行细致的伤情分级,结合伤道、致伤因素等有选择性进行。Bernath 等指出,当刺入点位于腋后线到腋前线之间时,88%的肾创伤可通过非手术治愈;其他研究也表明,侧腹部伤多为Ⅲ级而腹部伤多为Ⅰ级。

(5)损伤伴尿外渗和(或)肾失活碎片:长期以来对此类损伤是否急诊探查尚有争议。近年来的相关报道认为,此类外伤可行非手术治疗,但并发症发生率和后期手术率都比较高。

3.非手术治疗注意事项

(1)绝对卧床 2 周以上。

(2)补充血容量,维持水、电解质平衡。

(3)密切观察血压、脉搏、呼吸及体温变化。

(4)广谱抗生素预防感染。

(5)必要的止血、镇痛药物。

(6)有肿块者,准确测量并记录大小,以便比较。

4.手术治疗

(1)手术处理要点

①入路:肾探查一般采用经腹入路,这样有利于肾血管的控制和腹腔合并伤的处理。

②控制肾蒂:打开肾包膜前先控制肾血管是肾探查和修复的一种安全有效的方法。在肾周包膜已有破裂的情况下也可先控制肾血管。

③尽可能行肾修补术:国外肾探查时肾切除率总体约为 13%。肾修补术对最大限度保护伤者肾功能有重要意义,但也存在一定的迟发性出血和再次手术的风险。

(2)手术方式

①肾修补术:是最常用的手术方法。存在失活肾组织者,可选择肾部分切除术;集合系统应严密关闭;如果肾包膜缺损,可用带蒂大网膜瓣包裹肾;术后应常规置肾周引流,以防发生肾盂和输尿管瘘。近年来研究表明,纤维蛋白胶对肾外伤具有良好的止血效果。

②肾切除术:肾实质伤无法修补时可行肾切除术;Ⅴ级肾血管伤中,肾动脉及肾静脉的撕裂、断裂,推荐行快速肾切除术。

③肾血管修补:Ⅴ级肾血管伤中,如仅为肾静脉轻度裂伤,可考虑肾血管修补术。一项多中心研究发现,Ⅴ级肾血管伤行肾血管修补术失败率几乎100%,因而除孤立肾和双侧肾损伤外,肾血管伤推荐行肾切除术。

四、并发症及处理

肾损伤并发症发生率为3%～33%,可分为早期及晚期两种。早期并发症主要有出血、尿外渗、肾周脓肿、尿性囊肿、尿瘘及高血压,多发生在伤后1个月内。晚期并发症包括出血、肾积水、高血压、动静脉瘘、假性动脉瘤等。

1.尿外渗

是肾创伤最常见并发症。IVU和CT可以明确诊断。应早期给予有效抗生素,如果没有输尿管梗阻和感染,大部分尿外渗可以自然治愈。持续性尿外渗可放置输尿管内支架引流或者经皮穿刺尿性囊肿引流。

2.迟发性出血

通常发生在伤后2～3周。可以采用卧床休息等非手术治疗,血管造影可以明确出血部位,选择性血管栓塞术是首选治疗。

3.肾周脓肿

常发生在伤后5～7d内。持续发热伴其他易患因素,如糖尿病、HIV感染、邻近空腔脏器损伤、胰腺损伤等,结合CT扫描,考虑成立诊断。选用有效抗生素控制感染,首选经皮穿刺引流术,以减少肾切除的风险。必要时行脓肿切开引流或者肾切除。

4.尿性囊肿

多数为伤后近期发生,可发生于伤后3周到数年。可疑患者首选CT扫描明确诊断。大部分尿性囊肿可以吸收,无需处理。需要处理的相对指征:巨大的尿性囊肿、持续存在的尿性囊肿、出现发热或者败血症、尿性囊肿伴有肾碎片。处理措施包括行经皮囊肿穿刺引流术和(或)输尿管内支架引流。

5.损伤后高血压

多由于肾实质受压、失活肾组织、肾动脉及其分支损伤和动静脉瘘导致肾缺血、肾素-血管紧张素系统活性增加引起。损伤后肾血管性高血压的诊断依靠选择性血管造影和肾静脉肾素测定。内科非手术治疗无效,可以行血管成形术、肾部分切除术或者患肾切除术。

6.外伤后肾积水

发生率为 1%～3%,原因可能为肾周或输尿管周围黏连压迫。梗阻发展速度决定患者可以无症状或者腰部钝痛。根据梗阻程度和对肾功能的影响程度决定处理方案。

7.动静脉瘘

通常出现在锐性伤后,表现为延迟出现的明显血尿。可疑动静脉瘘患者可行血管造影术明确诊断,同时行选择性血管栓塞术。

8.假性动脉瘤

是钝性肾损伤罕见并发症,超声和血管造影可以明确诊断。选择性血管栓塞术是首选治疗方法。

第二节　输尿管损伤

输尿管损伤较为罕见,多为医源性损伤,如盆腔手术或腹膜后手术时误伤,以及输尿管镜检查或取石时引起,输尿管损伤亦偶可发生在枪弹伤或外来暴力损伤。输尿管损伤易被忽略,有时可延误至出现腹膜后尿外渗或尿性腹膜炎、感染后发生脓毒血症、输尿管狭窄或结扎后发生该侧肾积水,以及尿液从输尿管损伤处漏出形成尿瘘等症状时才被发现。

一、临床表现

(1)有损伤史,如输尿管内器械操作或盆腔手术等。

(2)单纯一侧输尿管被结扎,可不出现症状,但多数患者结扎后 4～5d,出现肾区胀痛,伴有感染时,出现寒战和发热,双侧输尿管损伤造成梗阻,引起少尿或无尿,出现尿毒症。

(3)输尿管损伤后,可有尿外渗以及发热、寒战等感染症状,局部可有压痛、腹肌紧张和局部肿块,并伴有腹胀。尿外渗还可引起阴道漏尿或腹部实性肿块(尿囊肿)。

(4)体检:可发现腰腹部压痛或腹膜刺激征,尿外渗积聚可扪及肿块,伤口内可出现尿液漏出。

二、辅助检查

(1)静脉尿路造影和逆行尿路造影可确定损伤部位及范围。

（2）B超检查可发现尿外渗和梗阻所致的肾积水。

（3）输尿管瘘和膀胱瘘鉴别，通过导尿管注入亚甲蓝液于膀胱，若伤口或阴道流出液澄清，可排除膀胱瘘。

（4）术后无尿引起急性肾衰竭，可通过放射性核素肾图以确定有无输尿管梗阻。

三、治疗措施

（1）输尿管挫伤和逆行插管所致小穿刺伤可暂观察不行特殊处理。

（2）输尿管侧面损伤与不完全撕伤并证实有尿外渗时，可立即插入双"J"形输尿管支架或于腰区腹膜外做切开引流，输尿管支架在2周后经膀胱镜拔除。

（3）在手术时，输尿管完全结扎或撕裂应做输尿管端-端吻合，并留置双"J"形管支架管，术后3～4周拔除。

（4）输尿管部分或大部缺损，根据撕伤部位及缺损长度，采用输尿管膀胱吻合或膀胱瓣输尿管成形术、肾自体移植术。

（5）输尿管损伤后，数周内若输尿管和膀胱未被广泛剥离，局部又无感染，可一期做输尿管膀胱再吻合；若局部已有感染者，估计输尿管膀胱吻合有困难者，可先做肾造口，等感染控制后6个月再行修复；若损伤后时间过久，合并肾积水或感染，肾功能严重损伤，而对侧肾正常者，可施行患肾切除术。

第三节 膀胱损伤

膀胱空虚时位于盆腔深处，很少发生损伤。当膀胱充盈后膀胱壁变薄，高出耻骨联合至下腹部，易受到损伤。根据损伤的程度分为膀胱挫伤和膀胱破裂（腹膜内型和腹膜外型）。

一、临床表现

膀胱轻度挫伤仅表现为下腹部疼痛，少量终末血尿，短期内可自行消失。膀胱破裂依据腹膜内型和腹膜外型而有其特殊表现。

1.血尿

表现为肉眼血尿或镜下血尿，可伴有血凝块。

2.无尿或者排尿困难

膀胱破裂，尿外渗，表现为无尿或者尿量减少。血块阻塞尿道，出现排尿困难。

3.疼痛

腹膜外型膀胱破裂,疼痛主要位于下腹部及盆腔;腹膜内型膀胱破裂,表现为腹膜刺激症状及体征,全腹膨隆,压痛、反跳痛及肌紧张,肠鸣音减弱或消失。

4.休克

严重创伤时,出现骨盆骨折及损伤大血管等。

二、诊断方法

1.症状

根据外伤病史及典型临床表现可初步做出判断。

2.导尿试验和注水试验

导尿后出现肉眼血尿,可判断膀胱损伤。如尿量少或者无尿,行注水试验:膀胱内注入 200～300mL 生理盐水,稍后抽出,如果出入量相差很大,提示膀胱破裂可能。

3.膀胱造影

是诊断膀胱破裂最准确的方法。腹膜外型膀胱破裂,造影剂聚集在膀胱颈周围;腹膜内型膀胱破裂,造影剂外溢至腹腔内肠间隙之间

4.CT 和 MRI

临床诊断价值低于膀胱造影,且价格贵,不推荐使用。

三、治疗措施

1.膀胱挫伤

一般仅需非手术治疗,休息、多饮水。如果出现血尿可留置尿管数日,必要时行膀胱冲洗。

2.腹膜内型膀胱破裂和开放性损伤

一旦确诊,需立即行膀胱破裂修补术。避免弥漫性腹膜炎等并发症出现。

3.腹膜外型膀胱破裂

如果膀胱裂口较小,尿外渗不明显,无严重并发症出现,目前主张采用大口径导尿管(F22)持续引流。如果患者血尿严重,膀胱破裂无法自行愈合,需及时行膀胱破裂修补术。

四、临床路径标准住院流程

1.适用对象

第一诊断为膀胱破裂且非手术治疗无效。行膀胱破裂修补术。

2.诊断依据

(1)外伤病史。

(2)体格检查:导尿试验和注水试验。

(3)实验室检查及影像学检查,包括膀胱造影等。

3.选择治疗方案的依据

(1)适合行膀胱破裂修补术。

(2)能够耐受手术

4.临床路径标准住院日

≤12d。

5.术前准备

膀胱破裂一般为急诊手术。

6.抗菌药物选择与使用时间

按照《抗菌药物临床应用指导原则》[卫医发(2004)285 号]执行,并结合患者的病情决定抗菌药物的选择与使用时间。建议使用第一、二代头孢菌素,环丙沙星。如可疑感染,需做相应的微生物学检查,必要时做药敏试验。

7.手术日

为入院≤3d。

(1)麻醉方式:全麻和(或)硬膜外麻醉。

(2)手术方式:膀胱破裂修补术。

(3)术中用药:麻醉用药等。

(4)输血:必要时。输血前需行血型鉴定、抗体筛选和交叉合血。

8.术后住院恢复

≤9d。

(1)必须复查的检查项目:血常规、尿常规、肾功能测定。

(2)根据患者病情变化可选择相应的检查项目。

(3)术后抗菌药物用药:按照《抗菌药物临床应用指导原则》[卫医发(2004)285 号]执行,建议使用第一、二代头孢菌素,环丙沙星。如可疑感染,需做相应的微生物学检查,必要时做药敏试验。

9.出院标准

(1)一般情况良好。

(2)切口无感染。

(3)排尿通畅。

10.变异及原因分析

(1)术中、术后出现并发症,需要进一步诊治,导致住院时间延长、费用增加。

(2)术后原伴随疾病控制不佳,需请相关科室会诊和治疗,进一步诊治。

(3)住院后出现其他内、外科疾病需进一步明确诊断,可进入其他路径。

第四节　尿道损伤

尿道损伤是泌尿系统最常见的损伤,多见于男性,以青壮年居多。前尿道的球部位于会阴部,常因骑跨伤而损伤;后尿道的膜部穿过尿生殖膈,是尿道最固定的部位,骨盆骨折移位,可致膜部尿道裂伤或完全断裂。开放性损伤多为枪弹或锐器引起的贯通伤。

一、诊断标准

1.临床表现

(1)外伤史:尿道损伤史,如骑跨伤、骨盆骨折等。

(2)尿道滴血与血尿:为尿道损伤最常见的症状。前尿道损伤常有鲜血自尿道滴出。后尿道损伤所表现为初始或终末血尿。

(3)疼痛:损伤部位常有疼痛与压痛,排尿时疼痛常向阴茎头、会阴部与肛门周围放射。

(4)排尿障碍:因损伤致局部水肿、疼痛、外括约肌痉挛、尿道断裂可造成排尿困难甚至发生尿潴留。

(5)尿外渗:常发生于尿道破裂或断裂。前尿道包括球部尿道破裂时,会阴、阴茎和下腹壁均有尿外渗,由于受尿生殖膈的限制不能进入盆腔。后尿道破裂尿外渗位于前列腺周围,进一步沿膀胱前、后壁向上向外扩展至腹膜外间隙。

(6)休克:骨盆骨折引起后尿道损伤或合并其他内脏损伤伴大量失血、疼痛,可发生休克。

2.辅助检查

(1)直肠指诊:当骨盆骨折合并后尿道断裂时,直肠指诊可发现浮动的前列腺尖部,并可向上推动,周围有柔软的血肿或坚硬的骨折断端。此外,尚需注意有无合并直肠损伤。

(2)诊断性导尿:严格无菌条件下做导尿术。如导尿管不能进入膀胱,表明尿道断裂或大部分断裂。

（3）X 线检查
①骨盆平片：可确定是否有骨盆骨折。
②尿道造影：可明确尿道损伤部位及损伤程度。

二、治疗原则

1.治疗和预防休克

积极补液，必要时输血并给予镇静止痛剂。给予足量抗菌药物，预防感染发生。

2.急性尿潴留

如不能插进导尿管，可行耻骨上膀胱穿刺造瘘，以防尿液进一步外渗。

3.尿道轻度损伤或部分断裂

如能插入导尿管，则应留置导尿管 14 天后拔除。注意休息和预防感染。

4.球部尿道断裂

应急诊手术，经会阴切口清除会阴血肿，修剪坏死组织，行尿道对端吻合术，以恢复尿道连续性和减少狭窄的发生。有尿外渗者应广泛切开引流。

5.膜部尿道断裂

往往有骨盆骨折，病情常较严重，如病情稳定可急诊行"尿道会师术"。如病情不允许，可单纯行耻骨上膀胱造瘘为宜，待二期行尿道修复成形术。

6.后尿道损伤伴骨盆骨折

在尿道手术后应予以适当治疗，包括骨盆牵引等。

7.尿道损伤后期治疗

尿道损伤后期常伴发尿道狭窄，需定期行尿道扩张术。严重狭窄者，可经尿道镜直视下行狭窄段冷刀切开术或尿道内形成术等，或于 3～6 个月手术切除狭窄段瘢痕组织，行尿道端-端吻合术等。

第五节　阴茎损伤

阴茎损伤较少见，与阴茎位置隐蔽，非勃起状态下易于移动有关。可分为闭合性损伤与开放性损伤两种类型。前者常见有阴茎皮肤挫伤，阴茎折断，阴茎绞窄及阴茎脱位等，后者常见于阴茎切割伤，阴茎离断，阴茎皮肤撕裂伤等。

一、诊断标准

1.临床表现

(1)损伤史,如阴茎勃起时折断,患者可感到阴茎白膜破裂的响声,随即阴茎勃起消退,伤处剧痛及阴茎肿胀,皮下瘀血等。

(2)阴茎皮肤肿胀、瘀斑、裂口、出血、皮肤撕脱;阴茎肿胀、弯曲变形与阴茎离断等。

(3)阴茎损伤常有尿道损伤,如排尿困难、尿道滴血或血尿。

(4)对阴茎损伤的诊断,一般根据外伤史及阴茎局部情况,常可做出诊断。

2.辅助检查

疑有尿道损伤,必要时行尿道造影,以了解损伤部位及程度。

二、治疗原则

1.阴茎皮肤挫伤

可先冷敷继而热敷;血肿明显,必要时切开引流。

2.阴茎皮肤撕裂伤

清创止血、缝合;若皮肤缺损较多,可清创植皮,术后抗感染治疗。

3.阴茎绞窄

尽快除去绞窄物,改善局部循环。

4.阴茎脱位

手法将阴茎复位。必要时清创、除去血肿,将阴茎复位固定于正常位置并留置导尿管。

5.阴茎折断

轻者保守治疗,镇痛,冷敷,包扎绷带压迫,口服止血药及女性激素,并使用抗菌药物。重者需手术清除血肿,彻底止血并缝合破裂的白膜。

6.阴茎离断

如离断远侧阴茎完整,且受伤时间不长,可清创后应用显微外科技术行再植术,至少吻合一条阴茎背动脉及阴茎浅、深两条阴茎静脉。

第六节　阴囊及睾丸损伤

阴囊损伤因不同致伤原因,分为闭合性损伤与开放性损伤两类。睾丸损伤往往伴有精索及鞘膜等损伤,常见的致伤原因多为直接暴力,一般多发生于青壮年。

一、诊断标准

1.临床表现

(1)有明确外伤史,如阴囊部被脚踢伤、球击伤、挤压伤、骑跨伤或刀切割伤、弹片穿透伤等。

(2)阴囊损伤时阴囊部肿胀,皮肤瘀斑、压痛,阴囊皮肤裂伤或撕脱伤等,故阴囊损伤诊断并不困难。

(3)睾丸损伤时常有剧烈疼痛并向股根部和下腹部放射,伴恶心、呕吐,严重者可出现痛性休克,患侧睾丸肿大,下坠感及触痛明显。如为开放性损伤,可造成睾丸组织外露、睾丸破裂或部分睾丸组织缺损等。体检时可见阴囊肿大、皮肤瘀斑,阴囊内巨大血肿或有破损裂口等。

2.辅助检查

(1)B超检查:对闭合性损伤睾丸破裂、阴囊内血肿等有诊断价值。应用多普勒超声比较两侧睾丸血流对严重睾丸损伤,血供丧失或伴有严重精索血管损伤的诊断有帮助。

(2)X线检查:对阴囊开放性损伤,阴囊内异物(如弹片、玻璃渣、小石子等)的存留有助于了解。

二、治疗原则

1.阴囊闭合性损伤

轻者卧床休息,托起阴囊,局部先冷敷后热敷,止痛处理即可。对不断增大的阴囊血肿,应手术切开,清除血肿,彻底止血,充分引流,并用抗菌药物预防感染。

2.阴囊开放性损伤

单纯阴囊裂伤无感染者,应及早清创缝合。对严重阴囊撕裂伤、穿透伤等,清创必须彻底,剪去失去活力的组织,尽可能多地保留残存阴囊皮肤,使其能覆盖显露的睾丸。若阴囊皮肤缺损过多,修复困难,可行转移皮瓣等方法重建阴囊,术后应加强抗菌药物的应用,预防感染。

3.睾丸挫伤

卧床休息,托起阴囊,先冷敷后热敷,止痛。

4.睾丸破裂

如系开放性损伤,应彻底清洗伤口,剪去坏死组织,最大限度地保存睾丸组织,缝合睾丸白膜裂口,并行阴囊引流。若睾丸广泛破裂或血运已丧失时,可行睾丸切除。

第五章　尿石症

第一节　概述

尿路结石指发生在泌尿道内的结石,是最常见的泌尿外科疾病之一。我国1977年和1983年两次全国性调查发现尿石症在省、市、自治区级以上医院平均占泌尿外科住院患者的26％,但南北差别较大,南部诸省结石患者占30％以上,北方诸省则在11％以下,中部各省在二者之间。

结石发病多在30～40岁,大多数患者在20～50岁,男女之比约为3:1,近5年来,我国上尿路结石(肾、输尿管)发病率显著提高,下尿路结石(膀胱、尿道等)日趋少见。结石左右侧没有明显差别,双侧者占10％～20％。

一、病因

尿石症是一种人体病理矿化的疾病,它的病因和尿石的形成过程极为复杂,涉及遗传、环境、结石性质、形成部位、生活习惯、代谢异常,以及其他疾病等多种因素,并常合并肾以及其他部位的矿化。

(一)环境因素

尿石症的多发区位于热带和亚热带,气温湿热、干旱,使体液丢失增加,尿液浓缩。后者导致尿中结石盐过饱和度增高,并引起尿中促进聚合向基质转变,形成大的晶体颗粒以至微结石。日照时间长使人体维生素D的形成增加,最终转变为1.25-$(OH)_2D_3$,促进肠钙的吸收。水质与尿石症的关系尚不清楚。某些特殊职业,如热作业、司机、地质工作者、手术医生等,由于饮水不便和体液消耗多,也易发生尿石症。

(二)个体因素

1.种族遗传

黑种人尿石症发病率低。许多尿石症患者有家族史。胱氨酸尿症、原发性肾小管酸中毒、原发性黄嘌呤尿、原发性高草酸尿症、特发性高尿钙和特发性高尿草酸等遗传性疾病患者尿石症患病率高。

2.饮食习惯

不喜欢饮水、营养过剩、好饮浓茶、好食豆制品或动物内脏，以及乳儿无乳汁喂养或乳量不足，过早地加食谷物等，均可使患尿石症概率增加。

3.疾病

原发性甲状旁腺功能亢进、皮质醇症、长期卧床患者和各种伴有骨脱钙的疾病，如多发性骨髓瘤患者易发生高尿钙症；肠大部分切除或短路影响草酸在肠道与钙结合，引起吸收性高草酸尿症和草酸结石；痛风、放疗和化疗可引起组织破坏吸收和肾功能减退，引起高尿酸尿；结节病时肠道对维生素 D 的敏感性增加，都可并发结石。

4.药物

维生素 D 过量应用可以引起组织钙化和尿石形成；较多应用磺胺类药物可以见到磺胺结石；用乙酰唑胺治疗青光眼可并发磷酸钙结石；应用肾上腺皮质激素治疗可引起骨质萎缩和含钙结石；大量维生素 C(约每日 5g)可增加尿草酸排泄。

(三)泌尿系统因素

肾损伤和肾钙化、尿路感染、梗阻和异物是结石发生的重要诱因。

二、结石的理化性质

1.尿结石的化学组成：尿结石由晶体和基质组成，其中晶体成分占绝大部分，最常见的是草酸盐结石，其次是尿酸盐结石，感染时所形成的结石多为磷酸盐结石。基质是所有尿结石共有的成分，是一种黏蛋白复合物，占结石干重的 2.5%～9%。草酸盐结石在生理尿 pH 中形成，尿酸盐、胱氨酸结石在酸性尿中形成；磷酸盐、碳酸盐结石在碱性尿中形成。

上、下尿路结石在成分构成上有明显差别。肾和输尿管结石以磷酸钙为主，而下尿路结石以尿酸盐结石及磷酸盐结石为多。

2.结石形状多种多样，如鹿角形、星形、索条形、圆形、椭圆形或哑铃形等。只有在肾盂内才能形成鹿角形结石；在输尿管内则呈长条形；在有梗阻的膀胱内，由于尿潴留，已形成的结石又可在腔内不断滚动，故可形成较大的椭圆形结石；当结石嵌于膀胱颈及后尿道之间时，由于膀胱内部分的结石继续增大，日久可形成哑铃状结石。

三、尿结石的分类

1.按结石所在位置

可分为肾结石、输尿管结石、膀胱结石和尿道结石。肾和输尿管结石又称为上尿路结石,膀胱和尿道结石称为下尿路结石。

2.按结石的起始原因

可分为原发性结石和继发性结石。原发性结石包括原发性肾结石和原发性膀胱结石。肾结石可下行而引起输尿管结石、膀胱结石和尿道结石。主要是由尿路异物、梗阻和泌尿道感染所产生的结石。

3.按结石的活动性

(1)代谢活动性结石:具备下列条件者为代谢活动性结石,在过去的 1 年中有新结石形成,证实原有结石生长和(或)排出尿砂或小结石者。

(2)代谢非活动性结石:在过去的 1 年内未出现上述情况或无结石形成的变化。

(3)外科活动性结石:由于尿路结石引起尿路梗阻、感染以及血尿、疼痛时称为外科活动性结石,这种结石必须针对结石采取一定的措施使结石排出或取出。

4.按结石化学成分

可分为含钙结石、感染结石主要成分是磷和胱氨酸结石 4 类。含钙结石成分可为单纯的草酸钙、草酸钙和磷酸钙,以及草酸钙混有少量尿酸;感染结石主要成分是磷酸镁铵和羟磷灰石;尿酸结石成分可为尿酸、尿酸铵或除上述成分外还含有少量的草酸钙;胱氨酸结石可为纯胱氨酸或也可含少量草酸钙成分。

四、病理

结石的病理改变造成尿路梗阻,梗阻部位以上的泌尿道积水,严重时发生高度的肾积水,肾实质萎缩和纤维化。积水的存在还可造成黏膜损伤和溃疡,并常诱发急性和慢性感染。严重感染可形成脓肾。长期存在的积水还可诱发鳞状上皮癌。

五、尿石症的诊断原则

尿石症的诊断除确定患者结石的存在外,还应了解结石的部位、大小、数目及结石对肾脏所造成的影响;结石形成的原因及化学成分、代谢活动性等。

1.尿石存在的诊断

大部分尿石症患者可以根据典型的肾绞痛、肉眼或镜下血尿,结合 X 线平片而确诊。有少数病例由于症状不典型或为透 X 线结石,需要依靠有经验医生的警惕和 B 超等辅助检查发现此类患者。

2.尿石并发症的诊断

结石的存在可以引起梗阻、感染,造成肾功能损伤,因而结石诊断最重要的一点是判断肾功能并加以保护。有无感染存在对尿石症的治疗和防治有重要意义。对于长期存在的尿石要警惕并发鳞状上皮癌。

3.尿石病因的诊断

详细询问病史,了解患者的既往史和家族史,注意患者的饮食习惯和特殊爱好。尿液检查包括尿液常规、尿细菌学培养和尿液晶体检查,血清检查包括钙、氯、肌酐、镁、无机磷、钾、钠和尿酸,必要时查血清甲状旁腺素、维生素 D 及其产物、降钙素、离子钙及乙醇酸。

六、尿石症的防治原则

1.取除结石

除个别无症状、无梗阻的小结石外,取出较大结石,可以防止结石对肾脏的损害。

2.病因治疗

如摘除甲状旁腺瘤,解除梗阻,停服致石药物等。

3.饮食治疗

这是个人防石最可行的方法,如增加饮水量,根据结石和尿液发现结果调整食谱等。

4.药物防治

(1)降低结石盐或酸饱和度的药物:噻嗪类药物降低尿钙和草酸,有肾小管酸中毒时用枸橼酸钾亦可降低尿钙,别嘌呤醇降尿酸,硫醇类药物降胱氨酸,菌石通可降低感染时的尿氨。

(2)增加抑制作用的药物:如镁、枸橼酸钾、正磷酸盐,还有外源性酸性黏多糖,中药结石通、加味八正散等。

(3)干扰促进物的药物:如乙酸半胱氨酸、甘氨酸等。

七、随诊

尿路结石复发率高,因此所有明确诊断的患者应积极随访,寻找结石形成原因,并制定预防结石生长或复发的措施。结石形成患者必须评价危险因素,包括代谢性和非代谢性。每天活动量、职业和坏境因素可能起一定作用。药物能通过增加尿 pH 或增加钙或磷的排泄促进结石形成。另外,饮食要特别重视钙、钠、动物蛋白、嘌呤和草酸的含量,先天性异常和其他全身性疾病也通常成为结石原因。

对于非手术治疗的患者,要随时观察尿中有无结石排出。发现排出的结石后,应做结石成分分析,指导饮食和药物调整。无论采用何种方式治疗,应定期行 X 线平片和 B 超检查,了解有无结石复发或残留结石大小、数目和形状的变化。排泄性尿路造影和血清电解质、尿素氮和肌酐等检查有助于动态观察肾功能变化。

根据结石成分、代谢状态及流行病学因素决定预防方法。大量饮水及根据结石成分调节饮食,控制泌尿系感染是有效的预防方法。对病因明确的结石患者,如梗阻、异物及原发性甲状旁腺功能亢进等,需手术治疗才能防止结石复发。对尿酸和胱氨酸结石,可药物控制。药物及长期卧床引起的结石,可针对病因进行防治。但对先天性畸形,多囊肾和碲铁形肾等尚无良好对策。

第二节　上尿路结石

上尿路结石包括肾和输尿管结石。肾结石患者男性多于女性,多在青壮年,21～50 岁患者占 83.2％。左右侧发病相似,双侧占 10％。输尿管结石 90％ 以上是在肾内形成而进入输尿管的,男性多于女性,20～40 岁发病率最高,两侧发病数相等,双侧结石约占 5％。输尿管结石成分和肾结石一样,但其外形多呈枣核或椭圆形。

一、诊断

(一)临床表现

1.病史

(1)现病史:对患者主诉应仔细询问,如患者主诉疼痛,应对疼痛的性质、程度、部位、放射情况、发作时间、伴随症状、有无血尿,以及缓解方法等加以详细询问。如有排出结石,除了解排出结石的大小、数目、形状、色泽、硬度外,还应记录排出的时间、次数和结石化学分析结果。

(2)既往史:应记录与尿结石有关的病情经过,当时诊断和治疗效果以及有无并发症,如应了解是否施行过结石手术及手术方法,有无肠切除手术、溃疡病、慢性腹泻、骨折、长期卧床、青光眼等病史。

(3)流行病学史:成人尿路结石应了解职业和劳动条件、周围环境温度。平时饮食习惯如是否喜欢甜食、鱼、肉和家禽类食物以及食量多少。此外,还要注意饮水习惯及喜欢何种饮料等。儿童患者除应了解患儿生长发育、是否食母乳和哺育时间、何时添加辅食及添加何种辅食外,还应了解产妇饮食营养情况及泌乳量多少。

(4)女性患者应仔细询问月经史,分析疼痛与月经周期的关系,此外,亦应记录绝经年龄。

(5)药物史:服用某些药物可以致尿结石,如大量服用维生素 C、碱性药物、磺胺药、吡醇羟乙酯等,应详细记录用药开始时间及用药量。

(6)家族史:某些结石患者有阳性家族史,应询问患者家属结石病史,胱氨酸结石、尿石结石及部分特发性高尿钙患者有阳性家族史。

2.症状

上尿路结石的症状个体差异颇大,症状主要是由结石本身所致的局部刺激、梗阻、继发感染及肾尿液引流阻碍所引起,临床症状可有下列 8 种表现。

(1)无症状结石患者可以无症状,有的患者肾结石很大,甚至已呈鹿角状,也无疼痛和其他不适。这些患者常常在正常体检时 B 超发现或做胸部或腹部 X 线检查,或其他原因做泌尿系统检查时被发现。

(2)疼痛:这是多数患者的常见症状,肾和输尿管结石可以引起腰部钝痛和肾绞痛。疼痛多数发生在患侧,极少数患者可出现结石患侧无疼痛,而对侧有反射痛,诊断上易发生混淆,应引起注意。①肾区钝痛:肾区钝性疼痛因症状轻微常不引起重视,这种钝痛常固定于患侧脊肋角或肾区部位,暗示可能存在尿路梗阻病变。②肾绞痛:肾绞痛又称输尿管绞痛,常可由肾结石和输尿管结石引起肾盂或输尿管平滑肌痉挛或管腔急性部分梗阻所致。表现为突然发作的脊肋角区剧烈疼痛,呈刀割样。发作时患者常辗转不安,屈腿压腹,呻吟不止。疼痛常起始于一侧脊肋角或上腹部,常放射至患侧下腹部、腹股沟及股内侧。疼痛发作时患者面色苍白、全身冷汗、脉搏快速微弱甚至血压下降,体温正常或稍高,常伴有恶心、呕吐和腹胀。肾绞痛发作时间短者数分钟,长者达数小时,一旦痉挛或梗阻解除,绞痛症状可自行缓解。绞痛症状缓解后患者常呈精疲力竭极度虚弱状态,并常有多尿。

(3)血尿:血尿是肾和输尿管结石的另一常见症状,血尿可为肉眼血尿或镜下血尿。在肾绞痛发作后患者的尿液中常可找到不同数量的红细胞。有时在肾绞痛发作后的第一次排出的尿液中未见到红细胞,而在第二次排出的尿液中找到红细胞,这可能是由于输尿管的剧烈痉挛,上尿路的尿液尚未排入膀胱,故第一次尿标本未见红细胞。无血尿病例约占 20%。

（4）感染引起的症状：有时尿结石仅表现为急性或慢性感染，如寒战、发热、腰痛、尿频、尿急和脓尿等，此时应仔细检查感染原因，方不致误诊。

（5）部分患者可自行排出砂石或结石。

（6）急性尿闭：这是少见但极为严重的上尿路结石的并发症，这也可能是某些尿结石患者的首发症状。完全性尿路梗阻时可产生这种症状可能有下列几种情况引起完全尿路梗阻：两侧上尿路完全被结石梗阻，孤立肾或唯一有功能的上尿路梗阻，一侧上尿路被结石梗阻而另一侧正常肾脏发生反射性

（7）膀胱刺激症状：近膀胱的输尿管下段结石和膀胱结石常有这种症状，后者除膀胱刺激症状外常伴有排尿困难和尿线中断，而前者常先有多次肾绞痛病史，当结石下行至输尿管下段时出现尿急、尿频和尿痛症状，除非有并发感染，尿液白细胞增多在这种情况是不明显的。

（8）肾功能不全症状：一侧肾和输尿管结石的梗阻，可引起一侧肾积水和进行性肾功能减退，如双侧肾和输尿管结石或孤立肾的上尿路结石引起梗阻，最终将可能发展为尿毒症。

3.体征

上尿路结石局部体征主要有肾区叩击痛和脊肋角压痛。伴有肾区积水时，在肾区可扪及包块，包块随肾盂积水的大小而异。当伴有炎症时，肾活动受限，且压痛、叩击痛明显。在腹部一般扪不到输尿管结石，但当结石位于输尿管下段近膀胱时，男性可经直肠指诊，已婚妇女可经阴道指检时扪到。

当伴有肾功能不全时可出现各种不同程度的氮质血症表现，如贫血、水肿、血压升高及代谢性酸中毒的表现。由痛风、原发性甲状旁腺功能亢进引起的结石有原发病全身表现。

（二）实验室检查

1.尿液检查

蛋白微量，有多量红细胞、白细胞和结晶。尿结晶检查对判断某些类型结石有特殊意义，常见的有草酸钙、磷酸钙和尿酸结晶。

2.尿培养

继发感染者有细菌生长。

3.其他

对于双肾复发性结石，可通过血清钙、磷及 24 小时尿钙、磷测定排除甲状旁腺功能亢进，必要时做钙负荷试验、快速输钙试验和肾小管磷回收试验。血清尿酸的测定有助于排除尿酸结石。血清电解质、二氧化碳结合力、尿素氮和肌酐的测定对

肾功能的评估有重要作用。

（三）结石成分分析

当获得患者自行排出或以前手术取出的结石时,应做结石成分分析,以明确结石类型,这对尿石症的诊断和防治均有重要意义。

肉眼观察,草酸钙或草酸钙磷酸钙混合石表面呈桑葚样,或为星状突起,多被血染成褐色,质较硬;磷酸镁铵磷酸钙混合石呈白色,表面粗糙,常为鹿角形,质较脆;尿酸结石表面光滑或粗糙,呈黄色或褐色;胱氨酸结石表面光滑为黄蜡样,质地坚硬。必要时,应做结石化学定性分析。

（四）特殊检查

1.X线检查

95％以上的患者腹部平片(KUB)肾区显示结石阴影,在侧位片上,其与腰椎重叠或在椎体前缘2cm以内,形态可为圆形、卵圆形、桑葚形或鹿角形。结石各种成分在X线片上的致密度从高到低为:草酸→磷酸钙→磷酸镁铵→胱氨酸→尿酸,结石附近的骨皮质致密度约相似于磷酸钙的致密度。

排泄性尿路造影(IVP),可以了解肾盏、肾盂形态及肾功能状态,有助于判定肾内(外)肾盂类型、肾盂输尿管连接部狭窄、多囊肾碎铁形肾、海绵肾及肾积水等。IVP到目前为止对尿路结石患者来说仍是最有效、最有价值的基本检查方法。做这种检查之前应先做KUB及检查肾功能。泌尿系结石患者如果不常规先摄X线平片,而直接做泌尿系造影,则结石阴影可能被造影剂遮盖而遗漏结石的诊断。输尿管结石梗阻患者在造影片上可见肾或输尿管周围造影剂外渗的影像,其原因是梗阻后引起的腔道内压力升高所致。输尿管结石梗阻患者在造影片上可见肾或输尿管周围造影剂外渗的影像,其原因是梗阻后引起的腔道内压力升高所致。对轻度肾功能不全病例采用双倍剂量或大剂量及延缓造影,常有助于尿路更好地显影。

经膀胱镜输尿管插管逆行造影不作为常规检查,但经KUB及IVP不能确诊、高度怀疑的上尿路结石,尤其是透X线结石,经膀胱镜输尿管插管逆行造影是最佳检查手段。

2.B超

B超检查有助于对囊性、占位性、积水、结石等病变的鉴别诊断,特别是对X线不显影的尿酸结石意义更大。B超应与其他检查方法配合应用。

3.放射性核素扫描及肾图

放射性核素扫描不仅可显示结石,而且也能确定肾功能损害的程度,肾图提示有无梗阻。

4.CT

CT 目前为诊断泌尿系结石的常用检查手段,而对 X 线检查阴性结石或者怀疑合并肾肿瘤者有重要的诊断价值,它同样有助于结石或血块的鉴别。

5.肾动脉造影

仅个别患者需要做肾动脉造影检查。如先天性蹄铁形肾或融合肾并发结石拟行手术取石时,肾动脉造影可显示畸形动脉,有助于拟定手术方案。

6.MRI

结石在磁共振扫描不能成像,故不宜用于结石病的诊断。

(五)鉴别诊断

1.急性胆绞痛

急性胆绞痛表现为突然发作的右上腹疼痛,易于与右侧肾绞痛相混淆。但有右上腹局限性压痛、反跳痛及腹肌紧张,可触及肿大的胆囊,墨菲征阳性;尿液常规检查无异常发现。

2.急性阑尾炎

急性阑尾炎表现为右下腹疼痛,须与肾绞痛时下腹部的放射性疼痛相鉴别。但可伴发热,压痛部位局限,右下腹麦氏点压痛、反跳痛及肌紧张,罗符辛征阳性;尿液检查一般无异常发现;尿路平片无结石影像;放射性核素肾图和肾超声检查也无结石征象。

3.肾盂肾炎

肾盂肾炎可表现为腰痛及血尿症状。但多见于女性,无发作性疼痛或活动后疼痛加重的病史。尿液检查可以发现多量蛋白、脓细胞及管型。尿路平片肾区无结石影像;超声检查无强回声光点及声影。

4.肾结核

肾结核可表现为血尿及病肾钙化灶。但有明显的膀胱刺激症状,多为终末血尿;尿路平片上钙化影像分布于肾实质,呈不规则斑块状,密度不均匀。

5.肾、输尿管癌

肾、输尿管癌表现为腰痛、血尿,尿路平片亦可出现钙化影像,有时与本病相混淆。但为无痛性肉眼血尿,常混有血块。尿路平片上钙化局限于肿瘤区,呈大小不等的斑点状或螺旋状。IVP 示肾盂、肾盏或输尿管受压、变形、易位或缺失,或者肾脏不显影。

6.海绵肾

海绵肾的尿路平片可出现钙化影像,但其为多发的小结石,位于锥体囊性扩张的乳头管和集合管内,呈簇状或放射状排列。IVP 可见肾小盏周围多发梭形小囊,呈葡萄串样排列,病变多为双侧。

7.腹腔内淋巴结钙化

腹腔内淋巴结钙化一般为多发、散在,且靠近脊柱,很少局限于肾区,其密度不均匀,呈斑点状。IVP 肾盂、肾盏形态正常,侧位片位于肾区阴影之外。

8.肾盂血块

在 IVP 肾盂表现不规则的充盈缺损。可在 2~3 周后复查,充盈缺损可以缩小或消失。

9.卵巢破裂

卵巢破裂多发生在生育期年龄,突然发生下腹部剧痛,应注意与输尿管结石鉴别。该病多在月经前发病,突然发生剧痛,短时间后呈持续性坠痛。由于内出血,有休克症状。检查下腹部,有轻度触痛,重者触痛明显且有反跳痛。尿液检查多正常,泌尿系平片可帮助鉴别诊断。

10.宫外孕

宫外孕多为输卵管妊娠破裂。有突然下腹部剧痛。但宫外孕有闭经史及失血症状,下腹部有腹膜刺激征.妇科检查有相应体征。尿液检查及泌尿系平片可帮助鉴别诊断。

二、治疗

上尿路结石治疗的主要目的是解除梗阻,保护肾脏功能,排出结石并防止其复发。大多数结石是全身代谢紊乱的表现,因此取出或排出结石后,应进行结石成分分析,寻找结石病因,根据每个患者的具体情况,制订治疗方案。

(一)保守治疗

适用于结石直径小于 0.6cm,光滑,无尿路梗阻及感染,肾功能正常,多发或复发性的小结石。

1.一般治疗

大量饮水可以降低尿内形成结石无机盐的浓度,减少沉淀成石的机会,也有利于感染的引流。应保持每日尿量在 2000~3000ml 或以上。适当运动,改变睡觉姿势,可促进小结石排出。根据结石成分,合理调整饮食,避免过多食用含结石成分的食物。结石伴发感染时,根据细菌培养及药物敏感试验合理选用抗菌药物。

在肾绞痛发作时应首先解除痛苦。剧烈的肾绞痛、腹胀、恶心及呕吐,在输液、局部热敷、注射解痉止痛药物后可缓解:采用的药物有解痉剂,如颠茄合剂 10ml 每天 3 次、654-2 10mg 静脉滴注、黄体酮 20mg 肌内注射、吲哚美辛(消炎痛)25mg 每天 3 次或硝苯地平(心痛定)10mg 每天 3 次,疼痛剧烈者可用止痛栓塞肛,或布桂嗪(强痛定)2ml 肌内注射,如症状无好转,每 4 小时可重复一次。对麻醉类药物如哌替啶、吗啡宜慎用。

2.病因治疗

未解除病因的上尿量结石,无论采取何种方式取出或排出结石,复发率与随诊期成正比,因此寻找结石的病因及其治疗是极重要的。如原发性甲状旁腺功能亢进患者,应先治疗甲状旁腺病变;尿酸结石患者应控制高尿酸尿及可能存在的高尿酸血症;感染性结石,无论在手术或体外冲击波碎石治疗后,均应长期使用尿培养生长细菌敏感的抗生素,以控制感染的扩散。

3.药物治疗

对某些类型的结石甚至可以达到消石的目的。如由原发性高尿钙引起的含钙结石,服用氢氯噻嗪(双氢克尿噻),防止结石复发有效率 90%;尿酸结石患者可口服枸橼酸钾等药物碱化尿液,服用别嘌呤醇降低尿酸含量;胱氨酸结石患者除碱化尿液外,服用 D 青霉胺可降低尿内的胱氨酸水平;而感染性结石则需要服用氯化铵酸化尿液。

4.中医中药治疗

对 0.6cm 以下的结石,无明显梗阻、感染、出血的并发症,可用中医中药治疗。中草药对排石的治疗原则是清热利湿和通淋消石,药物的主要作用是利尿、消炎、增强输尿管蠕动,降低输尿管平滑肌张力(解痉),有利于结石的排出。同时可用针灸、运动和叩打(适用于肾结石)等疗法。

(二)体外冲击波碎石(ESWL)

直径小于 2cm 的肾输尿管结石,均可行 ESWL 治疗。但有心脏疾患、全身出血性疾患、结石以下尿路存在器质性梗阻病变和尿路有急性感染者,不宜采用 ESWL 治疗。治疗前要做血、尿常规,肝、肾功能和出凝血时间检查,同时拍摄 KUB 和 IVP,以了解结石的部位、大小及数目,以及结石造成尿路梗阻的程度及肾功能状况,若疑有结石以下尿路有梗阻,则需行膀胱镜检、输尿管逆行插管造影。ESWL 的并发症有血尿、绞痛、发热、皮肤损伤、肾周围血肿等,因此 ESWL 术后应鼓励患者多饮水,止血、抗感染治疗,促进结石排出等。术后 3、7 天拍腹部平片,观察结石排出情况,了解碎石治疗后有无残余结石及结石的部位、大小、密度以及是否形成石街等,如结石长期不能排出要及时处理。远期随访内容包括有无结石复发、肾功能和血压变化等。

（三）手术治疗

1.非开放手术治疗

（1）经皮肾镜取石或碎石术:经皮肾镜取石适用于肾盂、肾盏、上段输尿管结石（输尿管上段 L_4 椎体以上），乃至肾盏憩室内的结石均可取出。对再次手术、残余结石及有活跃性代谢疾病时尤为适宜。目前 PCNL 技术发展较为完善,已逐步成为上尿路结石治疗的金标准。

（2）输尿管肾镜取石或碎石术:采用此法对位于输尿管中、下段的结石易于取出,位于输尿管上段的结石在操作中易使之推入肾盂而导致取石失败。对结石以下尿路有器质性梗阻病变者,特别是前列腺增生患者、全身性出血性疾患及尿路有急性炎症者不宜采用此法。

（3）输尿管软镜取石或碎石术:采用此法对于输尿管、肾脏结石都可进行治疗。缺点是价格昂贵,对肾下盏结石处理困难。

（4）腹腔镜输尿管、肾盂切开取石:相对应用较少,只有少数情况如腹腔镜行其他手术的同时,顺带取石。

2.开放手术

（1）适应证

①ESWL、URS 和(或)PCNL 作为肾结石治疗方式存在禁忌证。

②ESWL、PCNL、URS 手术治疗失败,或上述治疗方式出现并发症需开放手术处理。

③存在同时需要开放手术处理的疾病,例如肾内集合系统解剖异常、漏斗部狭窄、肾盂输尿管交界处梗阻或狭窄、肾脏下垂伴旋转不良等。

（2）手术方式

①单纯性肾盂或肾窦内肾盂切开取石术。

②肾盂肾实质联合切开取石术。

③无萎缩性肾实质切开取石术。

④放射状肾实质切开取石术。

⑤肾脏部分切除和全切除术。

（3）上尿路复合结石的手术治疗原则:①双侧肾结石,根据结石情况和肾功能决定。原则上应尽可能保留肾脏。一般先处理伴有梗阻的一侧,在梗阻侧肾脏无结石或经过一段时间的恢复后再开始治疗对侧肾结石。若肾功能极坏,梗阻严重,全身情况差,宜先行经皮肾造瘘,待情况改善后再处理结石。②双侧上尿路结石或孤立肾上尿路结石梗阻引起急性完全性梗阻无尿时,在明确诊断后,若全身情况允许,应及时施行手术;若病情严重不能胜任手术,可试行输尿管插管,若能通过结石,可留置导管引流;亦可行经皮肾造瘘,待病情好转后再手术。③双侧肾及输尿管结石,先处理发生急性梗阻的一侧;总肾功能尚好但分侧肾功能较差时,先处理损害较重的一侧;总肾功能及分侧肾功能均差时,应先处理损害较轻的一侧。双侧结石合并肾功能不全及双侧肾脏损害均较严重时,宜双侧同时手术或一侧手术取石,另一侧肾穿刺造瘘引流尿液,使双侧梗阻都能得到解除,以尽可能地使肾功能得到改善。④肾结石及同侧输尿管结石,先治疗输尿管结石,待输尿管结石梗阻解除后再处理肾结石。如输尿管结石小,且为不全梗阻,ESWL 粉碎顺利及肾结石又不大时也可同时处理。⑤一侧输尿管结石,对侧肾结石,先处理输尿管结石。⑥双侧输尿管结石,先处理梗阻严重侧;条件允许,可同时取出双侧结石。

三、疗效标准及预后

疗效标准:去除泌尿系结石,防止结石复发和感染,保护肾功能。

预后取决于结石复发的预防:①手术应彻底清除所有结石碎片,避免复发。②梗阻因素去除与否。③感染因素控制与否。④原发病的治疗,如甲旁亢及其腺瘤摘除与否。⑤ESWL 所致"石街"处理妥否。此外,养成大量饮水习惯和调整饮食结构亦是预防结石复发不可忽视的因素。

第三节　下尿路结石

下尿路结石包括膀胱和尿道结石,近年来其发病率有减少趋势。

一、膀胱结石

在经济发达的地区膀胱结石常见于一些高龄的患者;在一些经济不发达的地区则多见于儿童,且男性多于女性,与低蛋白及磷酸盐饮食有关。气候炎热、腹泻脱水亦有助于膀胱结石的形成。除某些地方性膀胱结石主要成分是尿酸盐外,继发性膀胱结石是多种因素的结果,男性与泌尿系梗阻和反复的尿路感染有关。前列腺增生、尿道狭窄所导致的尿路梗阻,神经源性膀胱功能阻碍所引起的尿路感染,长期留置导尿管,因尿液潴留,组织脱落和尿钙的沉积物等均易产生结石。也有一部分膀胱结石来自于肾脏和输尿管。膀胱结石的组成取决于尿液的 pH 和尿液的成石因素。

（一）诊断

1.临床表现

（1）症状：膀胱结石的症状是排尿困难、血尿和排尿疼痛。结石在膀胱内活动时，则排尿困难的症状时轻时重，有时排尿至中途因结石堵塞尿道内口而突然中断，必须改变体位，如卧床后才能继续排出，结石较大者这种症状更为显著。小儿患者常用手搓拉阴茎，哭闹叫喊，表现极为痛苦，可伴有直肠脱出。结石对膀胱黏膜的刺激及其引起的膀胱炎使患者的排尿次数频繁，同时因造成黏膜损伤和溃疡，可以发生血尿，最初常表现为终末血尿。

膀胱结石几乎均引起继发感染，患者有脓尿，感染严重时原有的症状都加重。但极少数梗阻可引起输尿管、肾积水或引起肾盂肾炎，以致肾功能减退。长期膀胱刺激可引起膀胱鳞状上皮癌等严重并发症。有时，有排砂石史。

（2）体征：膀胱结石的阳性体征较少，体格检查时，很少发现局部异常。排空膀胱后，行直肠或阴道和耻骨上双合诊检查可触及结石。

2.实验室检查

尿液常规检查尿中有红细胞和白细胞、结石晶体。

3.特殊检查

（1）X线检查：膀胱区平片能看到不透光的结石阴影。由于膀胱结石也可来自于上泌尿系统，在膀胱内逐渐增大，因此X线检查时，平片应包括肾、输尿管和膀胱。

（2）B超检查：可以探到结石，并能明确结石的大小、数目和形状。

（3）金属尿道探杆检查：探杆可碰到结石并有碰撞声。

（4）膀胱镜检查：在膀胱镜下能直接看到结石的大小和数目，还可以了解有无膀胱憩室、前列腺增生和其他病变。确定结石的诊断后均需寻找其发生原因，如先天性病变、前列腺增生、尿道狭窄、神经性膀胱功能障碍、憩室及各种异物等。

4.鉴别诊断

（1）膀胱异物：有膀胱异物置入的病史。但多掩盖病史，需仔细询问。膀胱镜检查是主要鉴别手段，可以直接看到异物的性质、形状和大小。膀胱区平片对不透光的异物有鉴别诊断价值。

（2）前列腺增生：前列腺增生发生于老年人，排尿困难的病史长，逐渐加重，开始尿线细而无力。渐成滴沥以致发生尿潴留。不似膀胱结石那样突然尿中断，排尿时剧痛。膀胱区平片没有不透光的阴影。膀胱造影见膀胱颈部有负影响膀胱内突入，膀胱颈抬高。直肠指诊可触及增大的前列腺体，中央沟消失。

(3)后尿道瓣膜:常见于小儿,可有排尿困难。膀胱区平片无不透光阴影。但排尿期尿道造影,见瓣膜以上尿道扩张、增长,瓣膜以下尿道正常。尿道镜检查,可在后尿道看到瓣膜,呈活瓣样隔膜,多位于前壁。膀胱镜检查膀胱内无结石。

(4)尿道结石:尿道结石常嵌顿于后尿道和舟状窝,后者可以触到。用金属探杆可以碰到结石,并有碰撞感。尿道前后位及斜位片可以看到不透光阴影,呈圆形或卵圆形,一般如花生米大小。

(二)治疗

膀胱结石的治疗原则是取出结石和消除形成结石的病因。具体治疗方法随结石的大小和伴随的疾病有所不同,目前采用的方法有机械碎石(非窥视下碎石和窥视下碎石)、液电碎石、气压弹道碎石及耻骨上膀胱切开取石术。尽管体外冲击波碎石也能治疗膀胱结石,但一般不主张用这种方法治疗。

1.机械碎石术

方法有两种,即非窥视下碎石和窥视下碎石。前者能适用于较大结石,但需有正确的操作方法才能成功,目前因此法易造成严重并发症,已被废弃。后者碎石在窥视下进行,只适用于较小的结石。下列情况不宜行机械碎石术:年龄小不能放入碎石器械;结石坚硬且直径超过 2～2.5cm;膀胱容量太小;膀胱憩室内结石;膀胱出口有梗阻性病变如前列腺增生、膀胱颈纤维化等;严重泌尿系感染或一般情况极差不能经受手术操作者。

2.经膀胱镜碎石术(液电、超声、激光气压碎石术)

适应证及禁忌证同机械碎石术,但疗效优于后者。

3.耻骨上膀胱切开取石术

对于较大而坚硬的膀胱结石,或膀胱结石合并膀胱病变以及膀胱出口梗阻性病变如膀胱憩室结石、前列腺增生等,宜行开放性手术治疗,在取石的同时治疗梗阻性病变。对于直径在 2cm 以下的单发或多发膀胱结石,合并前列腺增生或膀胱颈纤维化的患者,可先在窥视下碎石,用 Ellik 冲洗器洗出碎石,然后做经尿道前列腺切除术或膀胱颈切开术。

4.其他疗法

婴幼儿只要有足够的乳制品喂养,就可以预防膀胱结石的发生。此外,预防和治疗尿道狭窄等梗阻性疾病可以防止结石形成。在膀胱手术时不能用不吸收的缝线穿入膀胱壁;长期带有膀胱造瘘管或导尿管的患者,应定期更换造瘘管或导尿管,避免异物长期滞留于膀胱腔内,成为结石核心。

二、尿道结石

尿道结石较为少见,且大多数发生在男性。在膀胱结石的多发地区尿道结石也相对多见。多数尿道结石是膀胱结石或上尿路结石排出过程中经过尿道时被阻或停留于尿道前列腺部、球部、阴茎部以及舟状窝或外尿道口处。少数患者的尿道结石则在尿道狭窄部近端或在尿道憩室内形成。

(一)诊断

1.临床表现

(1)症状:尿道结石的主要症状是疼痛、尿流梗阻和感染症状。疼痛一般为钝痛,但也可以是锐利的,并常可放射至阴茎头。前尿道结石的疼痛常局限于结石嵌顿处,后尿道结石疼痛常放射至会阴或肛门。尿流由于结石梗阻而变细,患者常能指明尿流受阻部位。对阴茎部尿道结石,患者常能扪及,并主诉在排尿时结石梗阻部尿道近侧隆起伴有胀痛。结石嵌顿于尿道、梗阻严重以及伴有梗阻时,可引起严重症状,如剧痛、急性尿潴留、尿外渗、会阴部脓肿及尿道瘘等。偶尔见到嵌顿于后尿道的结石可引起急性附睾炎症状,如发热、附睾肿大和疼痛。

(2)体征:查体时位于尿道口及舟状窝的结石肉眼常能见到或扪及结石,前尿道结石都能触及,后尿道结石可经直肠指诊时扪到。用金属探条探查尿道时能感到触及结石和摩擦音。

2.实验室检查

同膀胱结石结果。

3.特殊检查

X线平片可见不透光结石影。需做泌尿系平片和造影片,了解泌尿系全面情况,并有助于了解结石来源。患者若无上尿路结石或膀胱结石,则应做尿道造影以发现有无尿道狭窄和尿道憩室情况。尿道镜检查可确诊尿道结石的存在。

4.鉴别诊断

(1)尿道狭窄:尿道狭窄往往无肾绞痛史及尿砂石史,而有其原发病因,如损伤、炎症或先天性、医源性等原因,其排尿困难非突发性。尿道探查可于狭窄部位受阻。X线平片无结石阴影,尿道造影可显示狭窄段。

(2)非特异性尿道炎:无肾绞痛史及尿砂石史,无急性排尿困难,尿道扪诊不能触及硬结,X线检查无结石阴影。

(3)尿道痉挛:无尿砂史及尿频、尿急等症状,不能扪及尿道硬结,尿道探查探子可正常通过,X线检查无异常,用镇静剂后症状可缓解。

（4）尿道异物：有明确病因，X线检查可见尿道内充盈缺损，或异物阴影。尿道镜检查可见异物。

（二）治疗

男性尿道结石视结石的大小、位置和尿道有无原发病变而采取不同的治疗方法，原则上前尿道结石可经尿道取出结石，后尿道结石则将其推入膀胱后按膀胱结石处理。继发于尿道病变的结石在去除结石的同时应治疗尿道原发病变。对结石引起的急性尿潴留、尿外渗、会阴脓肿及尿道瘘时，应先做耻骨上膀胱穿刺造瘘引流尿液，待一般情况改善和局部炎症消退后再根据具体情况处理。

第六章　泌尿系梗阻

第一节　肾积水

泌尿系统及其邻近各种病变均可引起尿路梗阻,最终都可造成肾积水。若不及时解除尿路梗阻,肾积水可导致肾实质严重破坏,萎缩变薄,肾功能逐渐减退,直至衰竭。

一、诊断方法

1.临床表现

(1)肾积水症状多不典型,一般多无症状,或偶有腰部胀感不适,急性梗阻如输尿管结石突然引起梗阻可出现肾绞痛,伴恶心、呕吐,肾区有叩击痛。

(2)有造成肾积水的尿路梗阻疾病的相应症状,尤以下尿路梗阻性疾病(如前列腺增生,出现排尿困难等症状)为甚。

(3)严重肾积水,在患侧腹部可触及囊性包块,少数可并发高血压。

(4)继发感染时可现寒战、高热、腰痛及尿路刺激症状;当引起肾功能损害时会出现相应的临床症状,如恶心、食欲减退、皮肤瘙痒。

2.辅助检查

(1)B超检查:B超是诊断肾积水的首选方法,可迅速确定肾积水的程度和肾实质的厚度。

(2)X线检查

①腹部平片(KUB):可观察肾脏轮廓,积水侧肾轮廓增大,同时可发现不透X线的尿路结石。

②静脉尿路造影(IVU):可显示肾盂肾盏的扩张情况及梗阻部位,对严重肾积水还可估计肾功能情况。严重肾积水由于肾功能减退,可采用大剂量造影剂延缓造影(60分钟、90分钟、120分钟等分别摄影)或许可获得较好的显影效果。但需

考虑造影剂对肾功能的损害,可在造影后水化。

③逆行尿路造影:能进一步明确梗阻部位与积水原因,但有引起逆行感染的可能,因此要谨慎从事,并严格执行无菌操作。

④肾穿刺造影:在B超引导下进行,可显示积水与梗阻病变情况。

⑤泌尿系统CT三维重建及MRI水成像:可清楚显示肾积水的程度及肾实质萎缩情况,还可以明确梗阻部位与病因等。

⑥放射性核素肾显像可区别肾积水与肾囊肿,并可了解肾实质损害的程度。利尿性肾图对判定上尿路有无梗阻及梗阻的性质有一定帮助。

二、治疗原则

肾积水的治疗原则应根据造成积水的梗阻病因、发病缓急及肾脏损害程度等综合考虑。

1.病因治疗

就目前而言,病因治疗是最理想的治疗方法。

(1)先天性肾盂输尿管连接部狭窄:通过开放性、腹腔镜成形手术治疗,以解除狭窄。

(2)输尿管结石引起的梗阻:应用体外冲击波碎石(ESWL)或输尿管镜下或经皮肾镜下碎石技术,将结石粉碎,上述方法如不成功可开放或腹腔镜下手术取石、解除梗阻。

(3)膀胱出口梗阻性疾病(如前列腺增生症、膀胱颈挛缩等)引起的肾积水:可通过留置尿管或膀胱造瘘术引流尿液,待肾功能恢复,病情允许情况下,行增生前列腺切除术等。

2.肾造口术

在病情紧急、梗阻病因不清楚或一时难以除去梗阻时,可在B超引导下行肾穿刺造口,然后再进一步检查与治疗。如果梗阻病变不能除去,肾造口则作为永久性的治疗措施。

3.肾切除术

严重肾积水至肾功能丧失或继发严重感染、积脓、肾实质严重破坏萎缩,而对侧肾功能良好者,可行患肾切除。

4.双侧肾积水

应先寻找下尿路梗阻的病因,先治疗肾功能较好的一侧,待情况好转后再处理严重的一侧。

第二节 尿道狭窄

尿道狭窄可因炎症、创伤、医源性和先天性等原因引起,使排尿阻力增加,发生排尿困难甚至尿潴留。多见于男性。严重尿道狭窄如不能及时解除,也可致肾积水,导致慢性肾功能减退甚至衰竭。

一、诊断标准

1.临床表现

(1)有反复尿道感染史或骑跨伤或骨盆骨折外伤史。

(2)排尿困难:这是尿道狭窄最重要症状,表现为排尿不畅,尿线细分叉,有时排尿中断,严重者排尿呈滴沥状,甚至不能排尿。

(3)尿潴留继发感染:可出现尿痛、尿频,并发尿道周围炎可出现会阴部红肿、疼痛;脓肿形成破溃后可形成尿漏。并发急性附睾睾丸炎时,阴囊红肿,疼痛并伴高热及白细胞数升高等全身症状。

(4)长期排尿困难可引起上尿路病理性改变:如肾积水、肾萎缩、肾功能不全等不良后果。

(5)由于长期增加腹压排尿,部分患者可并发腹股沟疝、脱肛、痔等。

2.辅助检查

(1)金属尿道探条或诱导探丝检查:可了解尿道有无狭窄、狭窄部位及程度。

(2)膀胱尿道造影:能显示尿道狭窄部位及狭窄程度,是确定尿道狭窄非常重要的检查手段。

(3)B超检查:可显示上尿路有无积水存在。

(4)膀胱尿道镜检查:为进一步明确狭窄病变情况,通常在麻醉下,手术开始前行此检查。

(5)静脉尿路造影:可了解肾积水及双肾功能情况。

二、治疗原则

1.尿道扩张术

适于尿道狭窄轻且狭窄较短的患者,常需定期做尿道扩张。常用的器械有金属尿道探条和可塑性诱导探条(丝)。使用金属尿道探条扩张时,手法应轻柔,切忌勿使用暴力,以免造成假道。

2.尿道(口)切开术

适于尿道外口狭窄或前尿道炎性狭窄且狭窄段较长的病例。狭窄尿道切开半年后,视局部情况可行尿道成形修复术。

3.开放手术尿道修补

常用方法有狭窄段尿道切除对端吻合及尿道套入术。

4.尿道内切开术

对能通过金属导丝的尿道狭窄,经尿道内切开术应作为首选的治疗方法。对后尿道狭窄(闭锁)段长度超过1cm者,在内切开基础上,行瘢痕电切除与创面植皮尿道内成形术,效果较满意。

5.激光或等离子体气化治疗术

应用接触式激光或等离子体气化行狭窄段瘢痕切除,也是一种理想而有效的治疗方法。

6.尿流改道术

尿道狭窄范围广,多种尿道修补术失败后,或伴有尿道直肠瘘、膀胱挛缩、肾积水反复尿路感染者,可考虑行尿流改道术。

第三节　急性尿潴留

急性尿潴留的病因很多,例如前列腺增生、前列腺癌、尿道损伤、尿道狭窄、尿道结石、膀胱颈部肿瘤、盆腔肿瘤、处女膜闭锁的阴道出血均可能诱发急性尿潴留。此外,中枢和周围神经系统损伤、炎症、肿瘤、糖尿病晚期、便秘、麻醉及药物等亦可导致膀胱排尿障碍,引起急性尿潴留。

一、诊断标准

1.临床表现

(1)发病突然,以往可有或无排尿困难史。

(2)膀胱胀满但滴尿不出,患者非常痛苦。

(3)耻骨上可触及膨胀的膀胱,按压有强烈尿意。

(4)部分患者有充盈性尿失禁现象。

2.辅助检查

B超检查膀胱内有大量尿液,并可了解某些引起急性尿潴留的有关疾病。

二、治疗原则

1.病因明确

病因明确并有条件时,应立即解除病因,恢复排尿是急性尿潴留的治疗原则。

2.在病因未明确或梗阻一时难以解除时

此情况下,只能先引流尿液,方法如下。

(1)无菌条件下导尿是较常见的方法,但导尿时应使尿液缓慢流出,间断排空充盈的膀胱,以免膀胱内压迅速下降而引起膀胱内出血,造成严重血尿。导尿管可保留适当时间再拔除。

(2)不能插入导尿管者,可行耻骨上缘膀胱穿刺,抽出尿液或行耻骨上膀胱穿刺造瘘术。

第四节　前列腺增生症

年龄的增长及有功能的睾丸是前列腺增生(BPH)发生的风险因素。但 BPH 发生的具体机制尚不明确,可能是由于上皮和间质细胞的增殖和细胞凋亡的平衡性破坏引起。

前列腺增生导致后尿道延长、受压变形、狭窄和尿道阻力增加,引起膀胱高压并出现相关排尿期症状。随着膀胱压力的增加,出现膀胱逼尿肌代偿性肥厚、逼尿肌不稳定并引起相关储尿期症状。如梗阻长期未能解除,逼尿肌则失去代偿能力。继发于 BPH 的上尿路改变,如肾积水及肾功能损害的主要原因是膀胱高压所致尿潴留以及输尿管反流。

一、临床表现

BPH 为一种缓慢进展的前列腺良性疾病,其临床症状随着患者年龄的增长而进行性加重,可分为尿路刺激症状、梗阻症状及并发症。刺激性症状表现为尿频(排尿间隔<2h)、尿急、夜尿次数增加等;梗阻症状包括排尿费力、尿线细慢、尿流中断、尿不尽感等。

并发症包括:充盈性尿失禁、急性尿潴留、血尿、膀胱结石、泌尿系感染、上尿路积水、肾功能损害等。

1.问诊要点

BPH 在临床上主要表现有膀胱刺激症状、梗阻症状及相关合并症。以下尿路症状为主诉就诊的 50 岁以上男性患者,首先应该考虑 BPH 的可能。问诊要点包括:①下尿路症状的特点、持续时间及其伴随症状;②手术史、外伤史,尤其是盆腔手术或外伤史;③既往史和性传播疾病、糖尿病、神经系统疾病;④药物史,可了解患者目前或近期是否服用了影响膀胱出口功能的药物;⑤患者的一般状况;⑥国际前列腺症状评分(I-PSS);⑦生活质量评分(QOL)。

2.体格检查

前列腺增生的体格检查要注意两方面:一是与前列腺癌的鉴别,二是除前列腺外有无全身其他系统的合并症状,如膀胱充盈情况、有无慢性尿潴留、有无肾功能不全的体征等。

注意事项:直肠指检(DRE)下尿路症状患者行直肠指检非常重要,需在膀胱排空后进行。DRE 可以了解前列腺的大小、形态、质地、有无结节及压痛、中央沟是否变浅或消失以及肛门括约肌张力情况。

3.辅助检查

前列腺增生的诊断通过各项辅助检查可很快明确,但在一些前列腺增生合并有神经源性膀胱的患者和长期膀胱出口梗阻引起膀胱逼尿肌功能丧失的患者,术前明确膀胱逼尿肌功能情况尤其必要,对于术后能否达到预期疗效具有一定的作用。

(1)首选辅助检查

①尿常规:尿常规可以确定下尿路症状患者是否有血尿、蛋白尿、脓尿及尿糖等。

②血清 PSA:血清 PSA 可以作为前列腺癌穿刺活检的指征。

PSA 检查注意事项:血清 PSA 作为一项危险因素可以预测 BPH 的临床进展。但前列腺癌、BPH、前列腺炎都可能使血清 PSA 升高。因此,血清 PSA 不是前列腺癌特有的。另外,泌尿系感染、前列腺穿刺、急性尿潴留、留置导尿、直肠指检及前列腺按摩也可以影响血清 PSA 值。

③超声检查:超声检查可以了解前列腺形态、大小、有无异常回声、突入膀胱的程度,以及残余尿量。经直肠超声(TRUS)还可以精确测定前列腺体积(计算公式为 0.52×前后径×左右径×上下径)。另外,经腹部超声检查可以了解泌尿系统(肾、输尿管)有无积水、扩张,结石或占位性病变。

④尿流率检查:尿流率有两项主要指标(参数),最大尿流率和平均尿流率,其中最大尿流率更为重要。

注意事项:最大尿流率减低不能区分梗阻和逼尿肌收缩力减低,还需结合其他检查,必要时行尿动力学检查。

⑤血肌酐:由于 BPH 导致的膀胱出口梗阻可以引起肾功能损害,如已发生肾积水、输尿管扩张反流等病变,怀疑肾功能不全时建议选择此检查。

(2)可选择的辅助检查

①静脉尿路造影(IVU):如果下尿路症状患者同时伴有反复泌尿系感染、镜下或肉眼血尿、怀疑肾积水或者输尿管扩张反流、泌尿系结石应行静脉肾盂造影检查。

风险防范:当患者肾功能不全时禁止行静脉尿路造影检查。必要时利用核素肾图代替静脉尿路造影检查肾功能以及上尿路的引流情况。

②尿动力学检查:通过压力-流率函数曲线图和 A-G 图来分析逼尿肌功能以及判断是否存在膀胱出口梗阻。

注意事项:对引起膀胱出口梗阻的原因有疑问或需要对膀胱功能进行评估时建议行此项检查,结合其他相关检查以除外神经系统病变或糖尿病所致神经源性膀胱的可能。

③尿道膀胱镜检查,怀疑 BPH 患者合并尿道狭窄、膀胱内占位性病变时建议行此项检查。

通过尿道膀胱镜检查可了解前列腺增大所致的尿道或膀胱颈梗阻特点、膀胱颈后唇抬高所致的梗阻、膀胱小梁及憩室的形成、膀胱结石、残余尿量测定、膀胱肿瘤、尿道狭窄的部位和程度。

二、诊断要点及风险防范

BPH 在临床上主要表现有膀胱刺激症状、梗阻症状及相关合并症。各种症状可先后出现或在整个病程中进行性发展。其诊断需要根据症状、体格检查尤其是直肠指检、影像学检查、尿动力学检查及内镜检查等综合判断。

1.LUTS 症状加重主要通过 IPSS 评分的方法来评价

BPH 患者的 I-PSS 评分逐年增加,年平均增幅为 0.29～2 分。

2.最大尿流率进行性下降

尿流率是评判 BPH 临床进展性的客观指标之一,但其对膀胱颈部出口梗阻的诊断缺乏特异性。患者的最大尿流率呈持续下降,平均每年下降达 2%。

3.BPH 相关并发症的发生

急性尿潴留、反复血尿、复发性尿路感染、结石产生以及肾功能损害等为 BPH 进展的表现,其中急性尿潴留和肾功能损害为主要指标。

在 BPH 导致的严重并发症中,急性尿潴留发生率最高。急性尿潴留的发生是膀胱功能失代偿的主要表现。

三、鉴别诊断

1.神经源性膀胱功能障碍

患者一般有较长的神经系统病变的病史,排尿功能障碍根本原因为膀胱逼尿肌与尿道括约肌的病变引起,通过尿流动力学可以与 BPH 鉴别。

2.糖尿病周围神经病变

患者具有明确的糖尿病病史,在其排尿功能障碍的同时合并有排便功能障碍的表现,尿流动力学检查可明确诊断。

3.膀胱颈纤维性挛缩

该类患者的临床表现可有下尿路梗阻症状,明确诊断需行尿道膀胱镜检查以明确。

4.前列腺癌

患者的临床表现多不典型,在有前列腺结节,PSA 值升高的患者,主要依靠前列腺穿刺活检以明确诊断。

5.前列腺炎

患者多为青年患者,主要以下尿路刺激症状为主,日间尿频明显,前列腺体积正常,非手术治疗可取得明显疗效。

6.包茎、尿道狭窄

该类患者通过查体或膀胱尿道镜检查可与 BPH 鉴别。

四、治疗和风险防范

由于患者的耐受程度不同,下尿路症状及其所致生活质量的下降是患者寻求治疗的主要原因。因此,下尿路症状以及生活质量的下降程度是治疗措施选择的重要依据。

1.观察等待

观察等待是一种非药物、非手术的治疗措施,包括患者教育、生活方式指导、随访等。

风险防范:BPH 其发展过程较难预测,经过长时间的随访,BPH 患者中只有少数可能出现尿潴留、肾功能不全、膀胱结石等并发症。因此,观察等待可以是一种合适的处理方式,特别是患者生活质量尚未受到下尿路症状明显影响的时候。

2.药物治疗

BPH 患者药物治疗的短期目标是缓解患者的下尿路症状,长期目标是延缓疾病的临床进展,预防并发症的发生。在减少药物治疗不良反应的同时保持患者较高的生活质量是 BPH 药物治疗的总体目标。

(1)α 受体阻滞药

①临床疗效:α 受体阻滞药治疗后 48h 即可出现症状改善,但采用 I-PSS 评估症状改善应在用药 4～6 周或以后进行。连续使用 α 受体阻滞药 1 个月无明显症状改善则不应继续使用。α 受体阻滞药长期使用能够维持稳定的疗效。

注意事项:BPH 患者的基线前列腺体积和血清 PSA 水平不影响 α 受体阻滞药的疗效,同时 α 受体阻滞药也不影响前列腺体积和血清 PSA 水平。

②α 受体阻滞药治疗急性尿潴留:急性尿潴留 BPH 患者接受 α 受体阻滞药治疗后成功拔除尿管的机会明显增高。

不良反应:常见不良反应包括头晕、头痛、无力、困倦、直立性低血压、逆行射精等,直立性低血压更容易发生于老年及高血压患者中。

(2)5α-还原酶抑制药

①临床疗效:缩小前列腺体积达 20%～30%,改善患者的症状评分约 15%,提高尿流率 1.3～1.6ml/s,并能将 BPH 患者发生急性尿潴留和手术干预需要的风险降低 50%左右。非那雄胺对前列腺体积较大和(或)血清 PSA 水平较高的患者治疗效果更好。使用非那雄胺 6 个月后获得最大疗效。连续药物治疗 6 年疗效持续稳定。非那雄胺能降低 BPH 患者血尿的发生率。经尿道前列腺电切术前应用非那雄胺(5mg/d,4 周以上)能减少前列腺体积较大 BPH 患者手术中的出血量。

②不良反应:非那雄胺最常见的不良反应包括勃起功能障碍、射精异常、性欲低下和其他,如男性乳房女性化、乳腺痛等。

③注意事项:非那雄胺影响血清 PSA 水平,非那雄胺能降低血清 PSA 的水平,服用非那雄胺每天 5mg 持续 1 年可使 PSA 水平减低 50%。对于应用非那雄胺的患者,将其血清 PSA 水平加倍后,不影响其对前列腺癌的检测效能。

(3)联合治疗:联合治疗是指联合应用 α 受体阻滞药和 5α-还原酶抑制药治疗 BPH。

(4)中药和植物制剂:植物制剂,如普适泰等在缓解 BPH 相关下尿路症状方面获得了一定的临床疗效,在国内外取得了较广泛的临床应用。

3.外科治疗

当 BPH 导致以下并发症时,建议采用外科治疗:①反复尿潴留(至少在 1 次拔管后不能排尿或 2 次尿潴留);②反复血尿,5α-还原酶抑制药治疗无效;③反复泌尿系感染;④膀胱结石;⑤继发性上尿路积水(伴或不伴肾功能损害),BPH 患者合并膀胱大憩室、腹股沟疝、严重的痔疮或脱肛,临床判断不解除下尿路梗阻难以达到治疗效果者,应当考虑外科治疗。

风险防范:残余尿量的测定对 BPH 所致下尿路梗阻程度具有一定的参考价值,但因其重复测量的不稳定性、个体间的差异以及不能鉴别下尿路梗阻和膀胱收缩无力等因素,目前认为不能确定可以作为手术指征的残余尿量上限。但残余尿明显增多以致充溢性尿失禁的 BPH 患者应当考虑外科治疗。

外科治疗方式的选择应当综合考虑医生个人经验、患者的意见、前列腺的大小以及患者的伴发疾病和全身状况。

外科治疗方式:BPH 的外科治疗包括一般手术治疗、激光治疗以及其他治疗方式。BPH 治疗效果主要反映在患者主观症状(如 I-PSS 评分)和客观指标(如最大尿流率)的改变。治疗方法的评价则应考虑治疗效果、并发症以及社会经济条件等综合因素。

(1)一般手术:经典的外科手术方法有经尿道前列腺电切术(TURP)、经尿道前列腺切开术(TUIP)以及开放性前列腺摘除术。目前 TURP 仍是 BPH 治疗的"金标准"。各种外科手术方法的治疗效果与 TURP 接近或相似,但适用范围和并发症有所差别。作为 TURP 或 TUIP 的替代治疗手段,经尿道前列腺电气化术(TUVP)和经尿道前列腺等离子双极电切术(TUPKP)目前也应用于外科治疗。所有上述各种治疗手段均能够改善 BPH 患者 70% 以上的下尿路症状。

①TURP:主要适用于治疗前列腺体积在 80ml 以下的 BPH 患者,技术熟练的术者可适当放宽对前列腺体积的限制。

并发症:因冲洗液吸收过多导致的血容量扩张及稀释性低钠血症(经尿道电切综合征,TUR-syndrome),危险因素有术中出血多、手术时间长和前列腺体积大等。TURP 手术时间延长,经尿道电切综合征的发生风险明显增加。术后各种并发症的发生率:尿失禁为 1%～2.2%,逆行射精为 65%～70%,膀胱颈挛缩约 4%。尿道狭窄约 3.8%。

②TUIP:适用于前列腺体积<30ml,且无中叶增生的患者。TUIP 治疗后患者下尿路症状的改善程度与 TURP 相似。

并发症:与 TURP 相比,并发症更少,出血及需要输血危险性降低,逆行射精发生率低、手术时间及住院时间缩短。但远期复发率较 TURP 高。

③开放性前列腺摘除术:主要适用于前列腺体积>80ml 的患者,特别是合并

膀胱结石或合并膀胱憩室需一并手术者。常用术式有耻骨上前列腺摘除术和耻骨后前列腺摘除术。

④TUVP:适用于凝血功能较差和前列腺体积较小的 BPH 患者。是 TUIP 或 TURP 的另外一种选择,与 TURP 比较止血效果更好。远期并发症与 TURP 相似。

⑤TUPKP:是使用等离子双极电切系统,并以与单极 TURP 相似的方式进行经尿道前列腺切除手术。采用生理盐水为术中冲洗液。术中出血及 TURS 发生减少。

(2)激光治疗:前列腺激光治疗是通过组织汽化或组织凝固性坏死后的迟发性组织脱落达到解除梗阻的目的。疗效肯定的方式有经尿道钬激光前列腺剜除术、经尿道前列腺激光汽化术、经尿道前列腺激光凝固术等。

①经尿道钬激光前列腺剜除术(HoLRP):Ho:YAG 激光所产生的峰值能量可导致组织的汽化和前列腺组织的精确和有效的切除。HoLRP 术后留置导尿时间短。

并发症:术后排尿困难是最常见的并发症,发生率约为 10%。75%～80% 的患者出现逆行射精。

②经尿道激光汽化术:与前列腺电气化术相似,用激光能量汽化前列腺组织,以达到外科治疗的目的。

风险防范:短期 I-PSS 评分、尿流率、QOL 指数的改善与 TURP 相当。术后尿潴留而需要导尿的发生率高于 TURP。术后无病理组织。

③经尿道激光凝固术:是治疗 BPH 的有效手术方法。

风险防范:光纤尖端与前列腺组织之间保持约 2mm 的距离,能量密度足够凝固组织,但不会汽化组织。被凝固的组织最终会坏死、脱落,从而减轻梗阻。优点在于其操作简单,出血风险以及水吸收率低。

4.其他治疗

(1)经尿道微波热疗(TUMT):可部分缓解 BPH 患者的尿流率和 LUTS 症状。

适用于药物治疗无效(或不愿意长期服药)而又不愿意接受手术的患者,以及伴反复尿潴留而又不能接受外科手术的高危患者。

(2)经尿道针刺消融术(TUNA):是一种简单安全的治疗方法。

适用于不能接受外科手术的高危患者,对一般患者不推荐作为一线治疗方法。

(3)前列腺支架:是通过内镜放置在前列腺部尿道的金属(或聚亚氨脂)装置。

可以缓解 BPH 所致下尿路症状。

仅适用于伴反复尿潴留又不能接受外科手术的高危患者,作为导尿的一种替代治疗方法。

常见并发症有支架移位、钙化,支架闭塞、感染、慢性疼痛等。

第七章　泌尿系结核

第一节　肾结核

肾结核发病过程较慢,绝大多数起源于肺结核,其次是骨关节和肠道结核。多发于20～40岁青壮年,幼儿及老年少见。男性多于女性。约90％为单侧病变。

一、病理

肾结核的早期病变主要是肾皮质内多发结核结节,是由淋巴细胞、浆细胞、巨噬细胞和上皮细胞行成的结核性肉芽组织,中央为干酪样物质,边缘为纤维组织增生。随病变发展,病灶浸润逐渐扩大,侵入肾髓质后病变不能自愈,进行性发展,结核结节彼此融合,形成干酪样脓肿,逐渐扩大蔓延累及全肾。结核钙化也是肾结核常见的病理改变,可以是散在的钙化斑块,也可为弥散的全肾钙化。少数患者全肾钙化,肾功能完全丧失,结核菌不能进入膀胱,膀胱继发性结核病变逐渐好转、愈合,膀胱刺激症状逐渐消失,这种情况称之为"肾自截"。但病灶内仍存有大量结核菌,仍可作为病源复发,不能忽视。

二、诊断标准

1.临床表现

肾结核早期常无明显症状,随着病情的发展,其症状取决于肾病变的范围及输尿管、膀胱继发结核病变的严重程度。会出现下列典型症状:

(1)尿频、尿急、尿痛:慢性膀胱刺激症状是典型的症状之一,最早出现尿频,以后随着结核病变侵及膀胱壁,尿频加剧,并伴有尿急、尿痛,晚期膀胱发生挛缩,甚至出现尿失禁。

(2)血尿和脓尿:血尿是肾结核的重要症状,可为肉眼或镜下血尿,但以终末血尿为主。血尿常在尿频、尿急、尿痛症状发生后出现。脓尿表现为尿液呈不同程度的混浊,也可为脓血尿。

(3)肾区疼痛和肿块:一般无明显肾区疼痛,仅患肾破坏严重,形成巨大脓肾、继发感染或病变蔓延至肾周可出现疼痛或肾区触及肿块。

(4)约50%～80%的男性患者伴有生殖系统结核,临床表现最明显的是附睾结核。

(5)全身症状:肾结核破坏严重、积脓或合并其他器官活动性结核病灶,可出现消瘦、乏力、低热、盗汗等全身症状。双肾结核或单侧肾结核对侧严重肾积水时,可出现慢性肾功能不全症状,如水肿、贫血、恶心、呕吐、少尿或无尿等。

2.辅助检查

(1)尿常规化验:尿呈酸性,有多数白细胞、红细胞和少量蛋白。

(2)尿细菌学检查:晨尿沉渣涂片找结核杆菌,约50%～70%的病例可找到抗酸杆菌,应连查3次,必要时重复检查。

(3)结核杆菌培养阳性率高达90%,这对肾结核的诊断有决定性意义,但培养时间长达4～8周。

(4)放射学检查:泌尿系统平片可见患肾局灶或钙化,应与结石鉴别;静脉尿路造影可见典型的肾盏、肾盂虫蚀样破坏,或棉桃样空洞阴影,同时可以了解分侧肾功能、病变程度及范围。严重者患肾不显影应行逆行肾盂造影,可显示肾脏破坏情况。

(5)膀胱镜检查:可见膀胱三角区及患侧输尿管周围充血水肿及浅黄色结核结节或溃疡与肉芽肿。必要时取活组织检查明确诊断,患侧输尿管口可呈"洞穴"状,膀胱挛缩或急性期炎症时忌做此项检查。

(6)B超和CT检查:B超可显示肾结构紊乱、脓腔和对侧肾积水;CT对晚期病变的诊断优于静脉尿路造影,可显示肾皮质空洞、钙化及输尿管管壁增厚等。

(7)核素肾动态扫描可了解分肾功能和上尿路排泄情况。

三、治疗原则

肾结核是全身结核的一部分,要注意营养、休息、避免劳累。

1.药物治疗

适合病变较轻,范围局限的早期肾结核。抗结核治疗开始前必须明确诊断,对于确诊为肾结核的患者,无论其病变程度如何及是否需行手术治疗,均需按规定进行抗结核的药物治疗。采用联合用药,短期化疗。异烟肼(雷米封)300mg/d,顿服;利福平450～600mg/d,顿服;吡嗪酰胺25mg/(kg·d)(每日不超过2g),分3

次口服。吡嗪酰胺仅用于头2个月,以后改为乙胺丁醇1g/d,持续服用6个月以上或根据病情适当延长。治疗期间应定期检查肝肾功能。对耐药菌株未确立的严重病例,近来多主张加用链霉素,但需注意其对听神经的损害。

抗结核药的停药标准:①全身情况明显改善,血沉正常;②排尿症状完全消失;③反复多次尿常规检查正常;④尿抗酸杆菌检查多次阴性;⑤泌尿系统造影检查病灶稳定或已愈合;⑥全身检查无其他结核病灶。

2.手术治疗

肾脏破坏严重,应行手术治疗。术前、术后均需药物抗结核治疗。根据病情,手术方式如下。

(1)肾切除术:肾切除的适应证为:①单侧肾结核病灶破坏范围超过50%以上;②全肾结核性破坏,肾功能已丧失;③结核性脓肾;④双侧肾结核,一侧破坏严重,而另一侧为较轻度结核;⑤自截肾。

(2)肾部分切除术:适于病灶局限于肾的一极。

(3)肾结核病灶清除术:局限于肾实质表面闭合性的结核性脓肿,与肾集合系统不相通。

(4)解除输尿管狭窄的手术:如切除狭窄段行对端吻合术,输尿管膀胱吻合术。适于输尿管结核病变致使管腔狭窄引起肾积水。

(5)挛缩膀胱与对侧肾积水的手术:如乙状结肠膀胱扩大术、肾造口术、输尿管皮肤造口术等。

第二节　肾结核对侧肾积水

肾结核合并对侧肾积水是肾结核的晚期并发症之一,发病率约15%左右。主要由于膀胱结核引起对侧输尿管口狭窄或闭合不全,输尿管下端狭窄,膀胱挛缩或结核性尿道狭窄所致,多为两种以上病因造成。

一、诊断标准

1.临床表现

肾结核对侧肾积水与一般晚期肾结核的临床症状相同,肾积水的局部症状多不明显,但全身情况多较衰弱,突出的临床表现为膀胱结核症状。

(1)尿频、尿急、尿痛,排尿次数极为频繁,每小时排尿数次,甚至尿失禁,部分患者伴血尿。

（2）肾积水侧腰腹部有轻微胀痛不适，是因为肾积水引起的局部症状。

（3）肾功能不全症状，如水肿、贫血、恶心、呕吐、少尿等。

2.辅助检查

（1）实验室检查：①血沉增速；②尿液检查，尿液呈酸性反应，蛋白微量，有多数红细胞和白细胞；③尿液结核杆菌检查，尿沉渣涂片找抗酸杆菌，连续3次检查均为阳性，诊断才比较可靠；尿结核菌培养阳性率可高达90％，但培养时间长，需8周才有结果；尿结核菌动物接种阳性率高达90％以上，但费时较长，需2个月才能得到结果；④尿液结核IgG抗体测定阳性率高，具有一定的特异性和敏感性。PCR检测结核杆菌具有快速、准确、灵敏度高等特点，但有一定的假阳性表现。

（2）静脉尿路造影：可了解肾结核的进展情况及对侧肾积水的程度和功能。

（3）B超、CT或MRI：可显示积水的肾脏和扩张的输尿管。

（4）肾穿刺造影：是诊断肾功能损害较严重的肾结核及肾积水的较好方法，可获得清晰的肾盂输尿管影像，可了解尿路梗阻部位及程度，但目前已经逐步被CTU和MRU等无创检查方法所替代。

（5）膀胱反流造影：可了解输尿管闭合不全，尿液反流状况，因该检查可引起上行肾感染，应慎用。

（6）核素肾动态扫描：可了解肾功能和上尿路排泄情况。

二、治疗原则

以保留和恢复积水肾的功能为主要目的，根据患者具体病情，依次选择以下治疗方案。

（1）结核肾切除，患者一般情况好，在抗结核治疗后行肾切除术。

（2）治疗肾积水侧的输尿管狭窄或闭合不全，如无膀胱挛缩，则治疗病变输尿管；如果有膀胱挛缩，应积极处理膀胱挛缩。

（3）膀胱挛缩根据患者情况，可考虑行肠膀胱扩大术。

（4）酌情行积水肾侧输尿管皮肤造口术或肾造口术等。

第三节　男性生殖系统结核

男性生殖系统结核多继发于肾结核，发病年龄与肾结核相同，多见于20～40岁，一般来自后尿道感染，少数由血行直接播散所致。首先在前列腺、精囊中引起病变，以后再经输精管蔓延到附睾和睾丸。单纯前列腺精囊结核，因部位隐蔽，临床症状常不明显,不易被发现。其中附睾结核临床症状较明显,易被发现。

1.前列腺和精囊

前列腺、精囊的病理改变与体内其他腺体结核相似,结核病变多在前列腺中靠近导管管口或射精管开口,也可在黏膜下血管附近开始。结核结节融合发展成干酪样变,形成空洞和纤维化,最后波及整个前列腺与精囊,使之成为一硬的坏死纤维块,精囊的纤维瘢痕有时可于膀胱的后方引起输尿管梗阻。前列腺与精囊脓肿可穿破至前列腺周围,在会阴部形成窦道,也可破入膀胱、尿道和直肠。

2.附睾和睾丸

主要病变为干酪样变和纤维化,结核侵犯输精管时,管壁增厚,输精管变硬变粗呈串珠状。病变可沿输精管蔓延到附睾尾,随后波及整个附睾和睾丸。镜下早期病变可见附睾小管内含有脱落的上皮细胞、白细胞及大量的结核杆菌,继之出现小管坏死,形成肉芽肿、干酪样变及纤维化。偶可于附睾内见到精子肉芽肿。血行播散时,病变先位于附睾间质内,可见多数粟粒样微小的肉芽肿,随后侵犯附睾管,输精管多无明显改变。附睾的干酪样变很快蔓延到附睾之外,与阴囊黏连、形成寒性脓肿,破溃流脓,经久不愈。附睾结核可直接蔓延至睾丸,引起睾丸结核。睾丸固有鞘膜受累时,可有少量渗出液,睾丸固有鞘膜可阻止结核侵犯睾丸,常可见到附睾已完全破坏,而睾丸尚完好无损。

一、附睾结核

临床上最常见的男性生殖系统结核为附睾结核,附睾结核可在肾结核症状发生之前出现,故临床上遇到生殖系统结核患者,必须注意泌尿系统的检查。

(一)诊断标准

1.临床表现

(1)病程发展缓慢,附睾逐渐增大,无明显疼痛,阴囊部肿胀不适或下坠感。

(2)肿大的附睾病变与阴囊黏连可形成寒性脓肿,破溃后可形成时愈时患的窦道。

(3)个别患者起病急骤、高烧、疼痛、阴囊迅速增大,类似急性附睾炎。待炎症消退后,留下硬结、皮肤黏连、阴囊窦道。

(4)体检可扪及附睾硬结,质硬不光滑,压痛多不明显,严重者附睾、睾丸分界不清,输精管增粗,呈串珠状,偶有少量鞘膜积液,可与皮肤黏连或形成阴囊窦道。直肠指诊前列腺、精囊有硬结。

2.辅助检查

疑有附睾结核的患者,若尿常规化验有较多白细胞,应行尿结核杆菌检查及静脉尿路造影,以确定有无肾结核存在。尿道造影可显示前列腺部尿道变形或扩大,造影剂可显示前列腺空洞内。精囊造影价值不大,极少应用。

(二)治疗原则

(1)早期可联合抗结核药物治疗。

(2)若疗效不明显、病变较大或脓肿形成,应在药物治疗配合下做附睾切除术。手术应尽可能保留睾丸组织。

二、前列腺、精囊结核

单纯前列腺结核,不并发附睾结核时,诊断比较困难。

(一)诊断标准

1.临床表现

(1)多合并有附睾结核。

(2)会阴胀痛或直肠内不适,精液量减少,严重者可出现血精、性功能障碍。

(3)双侧输精管梗阻时,患者无生育能力。

(4)直肠指诊:前列腺、精囊可触及硬结,无明显压痛。前列腺中的硬结,在非特异性慢性前列腺炎,尤其是肉芽肿性前列腺炎、早期前列腺癌中,都能触到,应全面分析检查,诊断有困难时,可做活组织检查。一般前列腺结核直肠指诊时,硬、有结节,较正常前列腺小。

2.辅助检查

(1)前列腺液检查:有时可找到结核杆菌。

(2)尿道造影:有时可见后尿道空洞状破坏。

(3)CT:显示精囊有破坏、狭窄、梗阻等病变。

(二)治疗原则

(1)全身支持疗法。

(2)联合抗结核药物治疗,一般不需要用手术方法,但应清除泌尿系统可能存在的其他结核病灶,如肾结核、附睾结核等。

(3)若有肾结核或附睾结核,在肾结核或附睾切除后,前列腺、精囊结核多能逐渐愈合。

(4)如果局部干酪样坏死严重,侵犯了睾丸,病变较大并有脓肿形成或药物治疗效果不明显,则可行附睾切除。若睾丸有病变,病变靠近附睾,则可连同附睾将睾丸部分切除。术时应尽量保留睾丸。

第八章 泌尿系肿瘤

第一节 肾肿瘤

肾肿瘤在泌尿生殖系统中较常见,在我国发病率仅次于膀胱肿瘤。肾肿瘤多为恶性,成年人肾肿瘤中绝大部分为肾癌,肾盂癌较少。在小儿恶性肿瘤中,肾母细胞瘤占到 20％以上。良性肿瘤中最多见的是肾血管平滑肌脂肪瘤,又称肾错构瘤。

一、肾癌

肾癌约占恶性肿瘤的 2％～3％,各国的发病率不同。我国肾癌的发病率和死亡率有上升趋势,发病年龄可见于各年龄段,高发年龄 50～70 岁,男性多于女性,比例约为 2：1。

肾癌又称肾细胞癌、肾腺癌,是起源于肾实质泌尿小管上皮系统的恶性肿瘤,占肾脏恶性肿瘤的 90％。其病理分类根据 2004 年世界卫生组织肾细胞癌病理分类标准主要为肾透明细胞癌(80％～90％)、乳头状肾细胞癌(10％～15％)、肾嫌色细胞癌(4％～5％)三种类型,此外还有集合管癌、肉瘤样癌、多房囊性肾细胞癌、未分类肾细胞癌等类型。其组织学分级根据 1997 年世界卫生组织推荐的将肾细胞癌分为高分化、中分化、低分化的分级标准。临床分期推荐采用 2002 年 AJCC 的 TNM 分期,2009 年做了部分修改,包括 T_2 期肿瘤中将肿瘤>7cm 且<10cm 定义为 T_{2a},肿瘤>10cm 且局限于肾包膜内定义为 T_{2b};T_3 期肿瘤中将肾肿瘤合并肾静脉血栓归属为 T_{3a},肾肿瘤伴有肾上腺侵犯的归属为 T_4 期;淋巴结转移由 $N_{0\sim2}$ 简化为 N_0(无淋巴结转移)与 N_1(有淋巴结转移)。肾脏区域的区域淋巴结包括:肾门淋巴结、下腔静脉周围淋巴结、腹主动脉周围淋巴结及肾周的腹膜后淋巴结。

(一)诊断标准

1.临床表现

(1)无症状肾癌的发现率逐年升高,国外报道高达 50％以上,患者仅在体检时发现。

（2）经典的临床症状是血尿、腰痛和腹部肿块（肾癌三联症），为肾癌晚期表现，临床出现率已经不到10％。

（3）10％～40％的患者出现副瘤综合征，全身症状表现为发热、高血压、血沉快、体重下降、红细胞增多症、高血钙以及男性患者平卧位不能消失的精索静脉曲张等。消瘦、贫血、虚弱等常是晚期症状。此外，25％～30％患者可出现转移疾病相关症状，如病理性骨折、神经麻痹或咯血等。

2.辅助检查

（1）实验室检查：包括血常规、尿常规、血沉、血生化及碱性磷酸酶和乳酸脱氢酶等检查。

（2）超声检查：超声能够可靠地鉴别实性和囊性病变，可发现肾脏内1cm的早期肾癌。肾癌常表现为中低回声实性肿物，内部回声不均匀。少数可表现为中高回声，与肾错构瘤不易鉴别。本检查简单易行，是肾肿瘤的常规检查项目。

（3）X线检查：胸部X线片（正、侧位）可了解有无胸部转移，是肾肿瘤的常规检查项目。腹平片可见肾外形轮廓，偶可见到肿瘤钙化，可为开放性手术选择手术切口提供帮助。静脉尿路造影可见到肾盏、肾盂因肿物挤压有不规则变形、拉长、移位或充盈缺损等，并且可评价对侧肾功能，是肾肿瘤的选择性检查项目。

（4）CT平扫和增强扫描：腹部CT平扫和增强扫描是肾肿瘤诊断的可靠影像学检查，可发现早期肾癌，平扫时肾癌常表现中、低密度的不均质肿块，增强扫描肿瘤增强程度常不及正常肾实质，还能显示有无淋巴结转移，有无邻近组织受侵及肾静脉、腔静脉内有无癌栓等。胸部CT扫描检查必须在胸部X线片有可疑结节或临床分期≥Ⅲ期的患者中选择检查。脑部CT检查必须在有头痛或相应神经系统症状时选择检查。

（5）磁共振成像（MRI）：为选择性检查项目，对肾功能不全、超声波检查或CT检查提示下腔静脉瘤栓患者采用。因具有较强的信号对比，对肾肿瘤的检查、转移，对邻近组织器官的侵犯及肾静脉、腔静脉内的癌栓常可获得较理想的检查结果。

（6）核素骨显像检查：对有下列指征者可选择此检查：有相应骨症状；碱性磷酸酶高；临床分期≥Ⅲ期的患者。

（7）肾穿刺活检术：对年老体弱、有手术禁忌证的肾癌患者或不能手术治疗的晚期肾肿瘤需化疗或其他治疗的患者，治疗前为明确诊断，可选择行肾穿刺活检获取病理诊断。

(8)肾动脉造影：可表现肿瘤内的病理性血管、动静脉瘘、血管池、包膜血管增多等。尤其对直径小于 3cm 的小肾癌的诊断有较大帮助，现已不推荐作为常规检查项目。对需姑息性肾动脉栓塞治疗或保留肾单位手术前需了解肾血管分布及肿瘤血管情况者可选择行肾血管造影检查。

（二）治疗原则

1.根治性肾切除术

根治性肾切除术是主要的治疗方法，是目前唯一公认的可能治愈肾癌的方法，可经开放性手术或腹腔镜手术进行。适用于局限性肾癌（临床分期为Ⅰ、Ⅱ）及局部进展性肾癌（临床分期为Ⅲ）。经典的切除范围包括肾、肾周脂肪、肾周筋膜、同侧肾上腺、从膈肌脚至腹主动脉分叉处腹主动脉或下腔静脉旁淋巴结以及髂血管分叉以上输尿管。现代临床观点认为如临床分期为Ⅰ或Ⅱ，肿瘤位于肾脏中、下部分，肿瘤<8cm，且 CT 检查显示肾上腺正常，可以选择保留同侧肾上腺的根治性肾切除术。局限性肾癌不推荐加区域或扩大淋巴结清扫术，局部进展性肾癌对转移的淋巴结或血管瘤栓需根据病变程度、患者的身体状况等因素选择是否切除。淋巴结清扫术似乎并不能提高根治性肾切除术后的长期生存率，区域或扩大淋巴结清扫术只对判定肿瘤临床分期有实际意义。最近研究认为 TNM 分期、瘤栓长度、瘤栓是否侵润腔静脉壁对预后有直接影响。推荐对临床分期为 $T_{3b}N_0M_0$ 的患者行静脉瘤栓取出术，不推荐对 CT 或 MRI 检查提示有下腔静脉壁受侵或伴淋巴结转移或远处转移的患者行此手术。

2.保留肾单位手术

保留肾单位手术可经开放性手术或腹腔镜手术进行。保留肾单位手术包括部分肾切除术和肿瘤剜除术。适用于双侧肾癌、解剖性或功能性孤立肾肾癌及肾癌对侧肾功能欠佳者，相对适应于肾癌对侧肾存在某些良性疾病可能导致肾功能恶化的患者或者遗传性肾癌对侧肾有出现癌变风险的患者；选择性适用于临床分期为 T_{1a}（直径小于 4cm），肿瘤位于肾脏上、下极或边缘者、单发、无症状且对侧肾功能正常的患者。临床直径小于 4cm 的单发肾癌，保留肾单位手术在术后局部复发率和长期生存率方面和根治性肾切除术有相近的手术效果。保留肾单位手术肾实质切除范围应距肿瘤边缘 0.5～1.0cm，在保证肿瘤完整切除的情况下，手术切缘的厚度对肿瘤术后局部复发率影响不大。

3.肾癌对放疗及化疗均不敏感，治疗效果不好

局限性肾癌术后不推荐常规应用辅助性放、化疗；对未能彻底切除干净的局部进展性肾癌可选择术中或术后放疗；推荐将化疗作为转移性非透明细胞癌患者的

选择方案,主要的化疗药物有吉西他滨、顺铂、氟尿嘧啶、卡培他滨,近几年以二氟脱氧胞苷为主的化疗对转移性肾癌取得了一定疗效;对转移性肾癌术后局部瘤床复发、区域或远处淋巴结转移、骨骼或肺转移患者,姑息放疗可达到缓解疼痛、改善生存质量的目的。近些年开展的立体定向放疗、三维适形放疗和调强适形放疗对复发或转移病灶能起到较好的控制作用。

4.免疫疗法

应用白介素-2(IL-2)、干扰素等对转移癌的治疗有一定疗效,有效率约为15%。推荐将中、高剂量干扰素、白介素作为治疗转移性肾透明细胞癌的基本药物。

5.分子靶向药物治疗

2006 年起 NCCN、EAU 将分子靶向治疗药物(索拉菲尼、舒尼替尼、Temsirolimus、贝伐单抗联合干扰素)作为转移性肾癌的一、二线治疗用药。目前推荐索拉菲尼用量 400mg,一日 2 次;或舒尼替尼 50mg 每日 1 次。分子靶向药物治疗转移性肾癌能提高肿瘤无进展生存率和总生存率。

6.微创治疗

包括射频消融、冷冻消融、高强度聚焦超声。治疗适应证为:不适于开放性手术、需尽可能保留肾单位功能、有全身麻醉禁忌、肾功能不全、肿瘤最大径<4cm 且位于肾周边的肾癌患者。

7.肾动脉栓塞治疗

对于不能耐受手术治疗的患者可作为缓解症状的一种姑息性治疗方法。

二、肾血管平滑肌脂肪瘤

肾血管平滑肌脂肪瘤又称肾错构瘤(AMI),由成熟脂肪组织、平滑肌组织和厚壁血管组成,为肾脏良性肿瘤。近年来发病率有增高趋势,可能与诊断技术水平提高有关。肾错构瘤可以是独立的疾病,也可能伴有结节性硬化综合征(TS)。国外报告大约 50%的血管平滑肌脂肪瘤伴有结节性硬化。结节性硬化是一种家族遗传性疾病。临床特点为双肾多发性病灶,生长迅速并合并智力发育迟缓,面部蝴蝶状皮脂腺瘤等。女性多见,发病年龄为 20~50 岁。但我国肾错构瘤患者绝大多数并不伴有结节性硬化。血管平滑肌脂肪瘤的最大危险在于其破裂导致的腹膜后大出血,又称 Wunderlich 综合征。单发的血管平滑肌脂肪瘤每年约有 5%的增长率,多发的和伴有结节性硬化综合征的每年大约增长 20%。

（一）诊断标准

1.临床诊断

（1）体积不大的肾错构瘤多无症状,常在体检做 B 超或 CT 检查时被发现。

（2）体积较大的肾错构瘤因挤压周围组织和腹腔脏器,引起上腹胀感不适。

（3）当肿瘤内出血或肿瘤破裂出血,导致瘤体迅速增大,出现腹痛、血尿、可触及的肿块,严重者可出现失血性休克,危及生命,需急诊就医。

2.辅助检查

（1）超声检查和 CT 扫描诊断:超声检查的特征性表现是边界清楚、后伴声影的强回声病变,腹部回声无衰减,不能作为特异性诊断。CT 检查是目前最准确有效的无创性诊断手段,主要表现为肿瘤中脂肪组织的 CT 负值(－20HU 或更低),MRI 的脂肪抑制显像也有助于诊断。

（2）肾动脉造影:显示不规则分布的小动脉瘤样扩张,葡萄状,无肾癌常见的动静脉瘘,具有诊断意义。

（二）治疗原则

血管平滑肌脂肪瘤的治疗要考虑到其出血的危险,一般大于 4cm 的肿瘤大多数有症状。

（1）肾错构瘤为良性肿瘤,若肿瘤体积较小(＜4cm),可长期随访,不作处理。建议每 6～12 个月复查,检测其增长率和临床症状。

（2）若肿瘤体积较大(＞4cm)且有继续增长趋势或伴有疼痛、出血时,应考虑手术或介入性动脉栓塞。有症状的小肿瘤合并结节性硬化综合征或多发病灶或是需要保护肾功能者,需采取保留肾单位的选择性肾动脉栓塞或肾部分切除术。

三、肾母细胞瘤

肾母细胞瘤又称肾胚胎瘤或 Wilms 瘤,是婴幼儿最常见的腹部肿瘤。多数在 5 岁之前发病,2/3 发病在 3 岁以内。发病无性别及左右侧别差异。成人发病罕见,预后差。

（一）诊断标准

1.临床表现

（1）婴幼儿腹部巨大包块是最常见的症状,肿物表面光滑。

（2）少数患儿当肿物侵犯肾盂或肾盏时可出现肉眼血尿或镜下血尿。

（3）肿瘤内出血或继发感染时,可出现腹痛、发热,肿瘤压迫肾血管时可出现高血压。

(4)患儿常合并虹膜缺如、隐睾、尿道下裂等先天性畸形。

2.辅助检查

(1)婴幼儿发现腹部巨大包块,首先应考虑到本病的可能性。

(2)X线检查:静脉尿路造影与肾癌相似,但巨大肿瘤常显影不良。胸部平片可能发现肺转移灶。

(3)超声检查、CT扫描或MRI:可以帮助确诊。

(4)其他:本病需与巨大肾积水、畸胎瘤、肾上腺神经母细胞瘤进行鉴别。

(二)治疗原则

本病是应用手术、放疗、化疗综合措施治疗效果最好的实体肿瘤之一。

1.手术切除

一般经腹切口,术中操作应轻柔,避免肿瘤溃破,静脉内癌栓也应一并取出。若肿瘤已侵犯周围脏器,如十二指肠、胰头等部位,在可疑残存肿瘤处放置银夹标记,待放疗、化疗后,3~6个月后可行二次探查、切除术。

2.化疗

常用药物是长春新碱(VCR)、放线菌素D(ACTD)及阿霉素(ADR)。用药过程中应定期检查血常规及肝功能。

3.放疗

巨大肾母细胞瘤术前先行放疗,待肿瘤缩小后再作手术。一般放射剂量6~8天内给800~1200cGy,2周后再行手术。术后放疗应不晚于术后10天,否则局部易复发。总之,对本病的治疗,手术、化疗、放疗应联合应用。

四、肾盂癌

肾盂癌的组织来源,尿路上皮、移行上皮癌最多见,鳞癌和腺癌少见。50%以上的肾盂癌可同时或先后发生膀胱癌,尿道、输尿管癌或对侧上尿路移行上皮癌,故当发现肾盂癌时,必须对尿路全程进行检查。发病年龄与肾癌相同,男性多于女性,约2：1,肾盂癌的临床分期,按照Beahrs等人编写的癌症临床分期TNM分期系统。

(一)诊断标准

1.临床表现

(1)血尿:是最主要的症状,可为无痛性全程肉眼血尿或镜下血尿。

(2)疼痛:部分患者有腰部钝痛,当有血块等引起输尿管梗阻时可引发肾绞痛。

2.辅助检查

(1)尿细胞学检查:阳性者有助于肾盂癌的定性诊断。

(2)静脉尿路造影:可见肾盂内充盈缺损,如显影不良时可做逆行性肾盂造影。

(3)B超:可鉴别结石与软组织肿瘤。

(4)CT扫描:可鉴别肾盂肿瘤与肾实质肿瘤并有助于肿瘤临床分期的确定。

(5)输尿管肾镜:可直视到肿瘤,并可取活检,但操作技术要求较高。

(二)治疗原则

治疗原则应根据肿瘤的临床分期和分级。分期和分级低的肿瘤手术治疗效果较好。中等分期和分级的肿瘤根治性切除效果好,高分期和分级肿瘤治疗后预后不良。

1.手术切除

标准的手术方式是根治性肾、输尿管全长和膀胱袖状切除术,腹腔镜手术或开放手术。孤立肾或双侧肾同时有肿瘤者手术时应尽可能多的保留肾组织,少数患者行根治性切除术后需长期血液透析维持生命。术后需定期膀胱镜检查。

2.内镜治疗

由于上尿路管壁薄,管径细,内镜治疗容易造成穿孔、肿瘤残留、肿瘤细胞扩散等,术后纤维化及瘢痕挛缩可造成上尿路梗阻。因此应用受到限制。

(1)输尿管镜治疗:采用输尿管镜行上尿路肿瘤电切或激光切除,主要并发症为输尿管肾盂穿孔、肿瘤种植、输尿管狭窄等。

(2)经皮肾镜治疗:开展较少,主要问题是此种治疗可能造成肿瘤沿肾造瘘通道发生种植转移。一般认为此种治疗只适用于小的、单发、低分级的肿瘤,且不愿意开放手术者。

3.放射治疗

用于预防术后局部复发或怀疑局部有复发的上尿路肿瘤,也可用于不能切除的上尿路肿瘤,放疗可缓解骨转移发生的骨痛症状。

4.灌注疗法

BCG、丝裂霉素等可通过肾盂造瘘、输尿管逆行插管途径进行灌注治疗,这些方法目前仅作为辅助或姑息治疗。

5.化学治疗

治疗药物与膀胱癌类似,缺乏令人满意的疗效,M-VAC方案的完全缓解率据报道只有 5%。

6.介入治疗

仅用于局部肿瘤无法切除和/或发生远处转移并且有明显血尿症状的肾盂肿瘤。可缓解血尿的程度。

第二节　输尿管肿瘤

输尿管肿瘤少见,但随着诊断技术的提高,寿命的延长,发病率有增高趋势。输尿管肿瘤按肿瘤性质可分为良性(息肉、乳头状瘤)和恶性,恶性多为移行细胞癌,偶见鳞癌、腺癌。恶性肿瘤多发病于45岁以上患者,男性多于女性。下段输尿管肿瘤通常较上段更易发生。总体而言,约70％的输尿管肿瘤发生在远端输尿管,25％发生在中段输尿管,5％发生在近段输尿管。

一、诊断标准

1.临床表现

(1)血尿:肉眼血尿或镜下血尿是最常见的症状。

(2)腰痛:发生于30％的患者,通常为钝痛,堵塞输尿管可引起肾绞痛。

(3)腰腹部肿块:继发肾积水时腰腹部可触及肿块。

2.辅助检查

(1)尿细胞学检查:阳性率不高。

(2)静脉尿路造影:可见输尿管内如杯口状充盈缺损,或患侧肾积水。

(3)B超:可以发现患侧肾积水。

(4)膀胱镜检查:可见患侧输尿管口喷血,下段输尿管肿瘤可见肿瘤突出于输尿管口,也可发现同时存在的膀胱癌。IVP显影不良时,输尿管逆行造影可使输尿管显影及显示充盈缺损。

(5)CT、MRI:可显示肾输尿管形态改变及输尿管内软组织肿瘤,泌尿系统CT成像(CTU)可替代传统IVP检查,诊断率更高。

(6)输尿管镜检查:可直接观察肿瘤,并取活检明确肿瘤良恶性。

二、治疗原则

(1)输尿管良性肿瘤,如输尿管息肉,可以在内镜下或切开输尿管后,找到蒂部,用电刀或激光作局部切除,术后保留D-J管2～4周。也可以行输尿管部分切除并行吻合术。

（2）输尿管癌原则上应行根治性肾输尿管切除及膀胱袖状切除术。

（3）对于高分化、非浸润性病变局限的输尿管癌，双侧病变或对侧肾功能不全需保留肾单位，或全身状况较差的患者，可行输尿管部分切除并输尿管吻合术或输尿管膀胱再植术，也可以在内镜下用激光或电灼切除输尿管肿瘤。

第三节　膀胱癌

一、概述

膀胱癌是人类常见恶性肿瘤之一。根据美国癌症协会统计，2006 年在美国，膀胱癌在男性是继前列腺癌、肺癌和直肠癌以后排名第 4 位的恶性肿瘤，占男性恶性肿瘤的 5%～10%，在女性排名第 9 位。我国膀胱癌的发病率也较高，且呈逐年上升趋势，近 15 年平均增长速度为 68.29%。

二、病因

膀胱癌可发生于任何年龄，甚至于儿童，但是主要发病年龄为中年以后。膀胱癌的发生是复杂、多因素、多步骤的病理变化过程，既有内在的遗传因素，又有外在的环境因素。较为明确的两大致病危险因素是吸烟和长期接触工业化学产品。吸烟是目前最为肯定的膀胱癌致病危险因素，有 30%～50% 的膀胱癌由吸烟引起，吸烟可使膀胱癌危险率增加 2～4 倍，其危险率与吸烟强度和时间成正比。另一重要的致病危险因素为长期接触工业化学产品，职业因素是最早获知的膀胱癌致病危险因素，约 20% 的膀胱癌是由职业因素引起的，包括从事纺织、染料制造、橡胶化学、药物制剂和杀虫剂生产，油漆、皮革及铝、铁和钢生产。柴油机废气累积也可增加膀胱癌的发生危险。其他可能的致病因素还包括慢性感染（细菌、血吸虫及 HPV 感染等）、应用化疗药物环磷酰胺（潜伏期 6～13 年）、滥用含有非那西汀的镇痛药（10 年以上）、盆腔放疗、长期饮用砷含量高的水和氯消毒水、咖啡、人造甜味剂及染发剂等。另外，膀胱癌还可能与遗传有关，有家族史者发生膀胱癌的危险性明显增加，遗传性视网膜母细胞瘤患者的膀胱癌发生率也明显升高。对于肌层浸润性膀胱癌，慢性尿路感染、残余尿及长期异物刺激（留置导尿管、结石）与之关系密切，其主要见于鳞状细胞癌和腺癌。

三、组织病理学

1.膀胱癌的组织学类型

膀胱癌包括尿路上皮细胞癌、鳞状细胞癌和腺细胞癌,其次还有较少见的转移性癌、小细胞癌和癌肉瘤等。其中,膀胱尿路上皮癌最为常见,占膀胱癌的90%以上。膀胱鳞状细胞癌比较少见,占膀胱癌的3%~7%。膀胱腺癌更为少见,占膀胱癌的比例<2%,膀胱腺癌是膀胱外翻患者最常见的癌。

2.膀胱癌的组织学分级

2004年WHO正式公布了这一新的分级法。肿瘤的分类主要基于光镜下的显微组织特征,相关形态特征的细胞类型和组织构型。此分级法将尿路上皮肿瘤分为低度恶性倾向尿路上皮乳头状肿瘤(PUN-LMP)、低分级和高分级尿路上皮癌(表8-1)。

表 8-1　膀胱尿路上皮癌恶性程度分级系统

WHO/ISUP1998,WHO 2004 分级
乳头状瘤
低度恶性倾向尿路上皮乳头状瘤
乳头状尿路上皮癌,低分级
乳头状尿路上皮癌,高分级

3.膀胱癌的分期

膀胱癌的分期指肿瘤浸润深度及转移情况,是判断膀胱肿瘤预后的最有价值的参数。膀胱癌可分为非肌层浸润性膀胱癌(Tis,Ta,T_1)和肌层浸润性膀胱癌(T_2以上)。局限于黏膜(Ta~Tis)和黏膜下(T_1)的非肌层浸润性膀胱癌(以往称为表浅性膀胱癌)占75%~85%,肌层浸润性膀胱癌占15%~25%。而非肌层浸润性膀胱癌中,70%为Ta期病变,20%为T_1期病变,10%为膀胱原位癌(表8-2)。

表 8-2　膀胱癌 2002 TNM 分期

T(原发肿瘤)

　T$_x$ 原发肿瘤无法评估

　　T$_0$ 无原发肿瘤证据

　Ta 非浸润性乳头状癌

　　Tis 原位癌("扁平癌")

　T$_1$ 肿瘤侵入上皮下结缔组织

　　T$_2$ 肿瘤侵犯肌层

　　T$_2$a 肿瘤侵犯浅肌层(内侧半)

　　T$_2$b 肿瘤侵犯深肌层(外侧半)

　T$_3$ 肿瘤侵犯膀胱周围组织

　　T$_3$a 显微镜下发现肿瘤侵犯膀胱周围组织

　　T$_3$b 肉眼可见肿瘤侵犯膀胱周围组织(膀胱外肿块)

　T$_4$ 肿瘤侵犯以下任一器官或组织,如前列腺、子宫、阴道、盆壁和腹壁

　　T$_4$a 肿瘤侵犯前列腺、子宫或阴道

　　T$_4$b 肿瘤侵犯盆壁或腹壁

N(淋巴结)

　N$_x$ 区域淋巴结无法评估

　N$_0$ 无区域淋巴结转移

　N$_1$ 单个淋巴结转移,最大径≤2cm

　N$_2$ 单个淋巴结转移,最大径>2cm 但<5cm,或多个淋巴结转移,最大径<5cm

　N$_3$ 淋巴结转移,最大径≥5cm

M(远处转移)

　M$_x$ 远处转移无法评估

　M$_0$ 无远处转移

　M$_1$ 远处转移

四、诊断

1.症状

血尿是膀胱癌最常见的症状,尤其是间歇全程无痛性血尿,可表现为肉眼血尿或镜下血尿,血尿出现时间及出血量与肿瘤恶性程度、分期、大小、数目、形态并不一致。

膀胱癌患者也有以尿频、尿急、尿痛即膀胱刺激征和盆腔疼痛为首发表现,为膀胱癌另一类常见的症状,常与弥漫性原位癌或浸润性膀胱癌有关,而 Ta、T_1 期肿瘤无此类症状。

其他症状还有输尿管梗阻所致腰胁部疼痛、下肢水肿、盆腔包块、尿潴留。有的患者就诊时即表现为体重减轻、肾功能不全、腹痛或骨痛,均为晚期症状。

2.影像学检查

(1)超声检查:多普勒超声检查可显示肿瘤基底部血流信号,不仅可以发现膀胱癌,还有助于膀胱癌分期,了解有无局部淋巴结转移及周围脏器侵犯,尤其适用于造影剂过敏者。

(2)泌尿系统平片和静脉尿路造影(KUB+IVU):泌尿系统平片及静脉尿路造影检查一直被视为膀胱癌患者的常规检查,以期发现并存的上尿路肿瘤。

(3)CT 检查:传统 CT(平扫+增强扫描)对诊断膀胱肿瘤有一定价值,可发现较大肿瘤,还可与血块鉴别。尽管螺旋 CT 分辨率大大提高,但较小肿瘤(如<5mm)和原位癌仍不易被发现,不能了解输尿管情况,分期准确性不高,肿大淋巴结不能区分是转移还是炎症,不能准确区分肿瘤是局限于膀胱还是侵犯到膀胱外,而且既往有肿瘤切除史者可因局部炎症反应所致的假象而造成分期过高。因此,如果膀胱镜发现肿瘤为实质性(无蒂)、有浸润到肌层的可能或了解肝脏有无病变时可进行 CT 检查。

(4)MRI 检查:MRI 有助于肿瘤分期。动态 MRI 在显示是否有尿路上皮癌存在以及肌层侵犯程度方面准确性高于 CT 或非增强 MRI。

在分期方面,应用增强剂行 MRI 检查进行分期,可区分非肌层浸润性肿瘤与肌层浸润性肿瘤以及浸润深度,也可发现正常大小淋巴结有无转移征象。例如,应用铁剂作为增强剂可鉴别淋巴结有无转移:良性增大的淋巴结可吞噬铁剂,在 T_2 加权像上信号强度降低,而淋巴结转移则无此征象。

3.尿脱落细胞学

尿脱落细胞学检查方法简便、无创、特异性高,是膀胱癌诊断和术后随访的主要方法。尿标本的采集一般通过自然排尿,也可以通过膀胱冲洗,这样能得到更多的肿瘤细胞,有利于提高检出率。尿脱落细胞学检测膀胱癌的敏感性为 13%～75%,特异性为 85%～100%。

4.荧光原位杂交(FISH)

采用荧光标记的核酸探针检测 3、7、17、9p21 号染色体上的着丝点,以确定染色体有无与膀胱癌相关的非整倍体,检测膀胱癌的敏感性和特异性分别为 70%～86% 和 66%～93%,与 BTA、NMP22 相比,特异性较高,FISH 比膀胱镜能够更早地发现膀胱癌复发。

5.膀胱镜检查和活检

目前膀胱镜检查仍然是诊断膀胱癌最可靠的方法。通过膀胱镜检查可以发现膀胱是否有肿瘤,明确肿瘤数目、大小、形态和部位,并且可以对肿瘤和可疑病变部位进行活检以明确病理诊断。如有条件,建议使用软性膀胱镜检查,与硬性膀胱镜相比,软性膀胱镜检查具有损伤小、视野无盲区、检查体位舒适等优点。

6.诊断性经尿道电切术(TUR)

诊断性经尿道电切术(TUR)作为诊断膀胱癌的首选方法,已逐渐被采纳。如果影像学检查发现膀胱内有肿瘤病变,并且没有明显的膀胱肌层浸润征象,可以酌情省略膀胱镜检查,在麻醉下直接行诊断性 TUR,这样可以达到两个目的,一是切除肿瘤,二是对肿瘤标本进行组织学检查以明确病理诊断、肿瘤分级和分期,为进一步治疗以及判断预后提供依据。

五、治疗

1.非肌层浸润性膀胱癌的治疗

非肌层浸润性膀胱癌或表浅性膀胱癌占全部膀胱肿瘤的 75%～85%,根据复发风险及预后的不同,非肌层浸润性膀胱癌可分为以下 3 组。①低危非肌层浸润膀胱尿路上皮癌:单发、Ta、G_1(低级别尿路上皮癌)、直径<3cm(注:必须同时具备以上条件才是低危非肌层浸润性膀胱癌)。②中危非肌层浸润膀胱尿路上皮癌:除以上 2 类的其他情况,包括肿瘤多发、Ta～T_1、G_1～G_2(低级别尿路上皮癌)、直径>3cm 等。③高危非肌层浸润膀胱尿路上皮癌:多发或高复发、T_1、G_3(高级别尿路上皮癌)、Tis。

(1)手术治疗

①经尿道膀胱肿瘤切除术:经尿道膀胱肿瘤切除术(TUR-BT)既是非肌层浸润性膀胱癌的重要诊断方法,同时也是主要的治疗手段。膀胱肿瘤的确切病理分

级、分期都需要借助首次 TUR-BT 后的病理结果获得。经尿道膀胱肿瘤切除术有 2 个目的,一是切除肉眼可见的全部肿瘤,二是切除组织进行病理分级和分期。TUR-BT 术应将肿瘤完全切除直至露出正常的膀胱壁肌层。肿瘤切除后,建议进行基底部组织活检,便于病理分期和下一步治疗方案的确定。有报道 T_1 期膀胱癌术后 2～6 周再次行 TUR-BT,可以降低术后复发概率。

②经尿道激光手术:激光手术可以凝固,也可以汽化,其疗效及复发率与经尿道手术相近。但术前需进行肿瘤活检以便进行病理诊断。激光手术对于肿瘤分期有困难,一般适合于乳头状低级别尿路上皮癌,以及病史为低级别、低分期的尿路上皮癌。目前临床上常用的激光有钬激光和绿激光等。

③光动力学治疗:光动力学治疗(PDT)是利用膀胱镜将激光与光敏剂相结合的治疗方法。肿瘤细胞摄取光敏剂后,在激光作用下产生单态氧,使肿瘤细胞变性坏死。膀胱原位癌、控制膀胱肿瘤出血、肿瘤多次复发、不能耐受手术治疗等情况可以选择此疗法。

治疗风险及防范如下。

闭孔神经发射及处理:部分肿瘤好发于膀胱侧壁,同时闭孔神经通过盆腔时与膀胱侧壁相连,电切时电流刺激闭孔神经,常出现突发性大腿内收肌群收缩的神经反射,是膀胱穿孔的主要原因。一般 TUR-BT 手术采用的腰麻或硬膜外麻醉不能防止闭孔神经反射的发生,若将手术区受刺激部位的闭孔神经远端加以阻滞,可以有效阻滞其受到刺激后引起的兴奋传导,减弱或避免闭孔神经反射的发生。同时在切除膀胱侧壁肿瘤时,应警惕闭孔反射的发生,膀胱不要充盈过多,采用最小有效的切割电流进行切割,肿瘤较小时,改用电凝摧毁肿瘤。手术时电切环稍伸出电切镜鞘,进行短促电切,以便发生闭孔反射时及时回收电切环。

膀胱肿瘤复发的再次电切:有学者认为首次 TUR-BT 时往往有 9％～49％的肿瘤分期被低估,而再次电切可以纠正分期错误,亦可发现残存肿瘤。建议在首次电切后 2～6 周行再次电切,主要是经此间隔时间后,首次电切导致的炎症已消退。

(2)术后辅助治疗

①术后膀胱灌注化疗:TUR-BT 术后有 10％～67％的患者会在 12 个月内复发,术后 5 年内有 24％～84％的患者复发,非肌层浸润性膀胱癌 TUR-BT 术后复发有 2 个高峰期,分别为术后的 100～200d 和术后的 600d。建议所有的非肌层浸润性膀胱癌患者术后均进行辅助性膀胱灌注治疗。

TUR-BT 术后即刻膀胱灌注化疗:TUR-BT 术后 24h 内完成表柔比星或丝裂霉素等膀胱灌注化疗可以使肿瘤复发率降低 40％,因此推荐所有的非肌层浸润性膀胱癌患者 TUR-BT 术后 24h 内均进行膀胱灌注化疗,TUR-BT 术后即刻膀胱灌注化疗对单发和多发膀胱癌均有效。

术后早期膀胱灌注化疗及维持膀胱灌注化疗:对于中危和高危的非肌层浸润性膀胱癌,术后 24h 内即刻膀胱灌注治疗后,建议继续膀胱灌注化疗,每周 1 次,共 4～8 周,随后进行膀胱维持灌注化疗,每个月 1 次,共 6～12 个月。

灌注药物治疗风险及防范:膀胱灌注治疗的不良反应与药物剂量和灌注频率有关。膀胱灌注治疗主要用于减少膀胱肿瘤的复发,没有证据显示其能预防肿瘤进展。化疗药物对肿瘤细胞的杀伤作用都遵循一级动力学原理,即只能杀死(伤)大部分肿瘤细胞,而不是全部,故对相对高危的膀胱肿瘤患者,推荐采用维持膀胱灌注化疗的方案。另外,对于术中有膀胱穿孔,或多发膀胱肿瘤手术创面大的患者,为避免化疗药物吸收带来的不良反应,也不主张行即刻膀胱灌注化疗。若灌注期间出现严重的膀胱刺激症状时,应延迟或停止灌注治疗,以免继发膀胱挛缩。

②术后膀胱灌注免疫治疗

卡介苗(BCG):BCG 的确切作用机制尚不清楚,多数研究认为是通过免疫反应介导的。BCG 适合于高危非肌层浸润性膀胱癌的治疗,可以预防膀胱肿瘤的进展。BCG 治疗一般采用 6 周灌注诱导免疫应答,再加 3 周的灌注强化以维持良好的免疫反应。BCG 灌注用于治疗高危非肌层浸润膀胱尿路上皮癌时,一般采用常规剂量(120～150mg);BCG 用于预防非肌层浸润膀胱尿路上皮癌复发时,一般采用低剂量(60～75mg)。研究发现采用 1/4 剂量(30～40mg)BCG 灌注治疗中危非肌层浸润膀胱尿路上皮癌时,其疗效与全剂量疗效相同,不良反应却明显降低。

BCG 药物治疗风险及防范:BCG 不能改变低危非肌层浸润性膀胱癌的病程,而且由于 BCG 灌注的不良反应发生率较高,对于低危非肌层浸润膀胱尿路上皮癌不建议行 BCG 灌注治疗。BCG 膀胱灌注的主要不良反应为膀胱刺激症状和全身流感样症状,少见的不良反应包括结核败血症、前列腺炎、附睾炎、肝炎等。因此,TUR-BT 术后膀胱有开放创面或有肉眼血尿等情况下,不能进行 BCG 膀胱灌注。

免疫调节药:一些免疫调节药与化疗药物一样可以预防膀胱肿瘤的复发,包括干扰素、白介素等。

③复发肿瘤的灌注治疗:膀胱肿瘤复发后,一般建议再次 TUR-BT 治疗。依照 TUR-BT 术后分级及分期,按上述方案重新进行膀胱灌注治疗。对频繁复发和多发者,建议行 BCG 灌注治疗。

④膀胱原位癌的治疗:膀胱原位癌的治疗方案是行彻底的 TUR-BT 术,术后行 BCG 膀胱灌注治疗。BCG 灌注每周 1 次,每 6 周为 1 个周期,1 个周期后有

70％完全缓解。休息 6 周后,进行膀胱镜检和尿脱落细胞学检查,结果阳性者再进行 1 个周期,共 6 周的灌注治疗。

2.肌层浸润性膀胱癌的治疗

(1)根治性膀胱切除术:根治性膀胱切除术同时行盆腔淋巴结清扫术,是肌层浸润性膀胱癌的标准治疗,是提高浸润性膀胱癌患者生存率、避免局部复发和远处转移的有效治疗方法。该手术需要根据肿瘤的病理类型、分期、分级、肿瘤发生部位、有无累及邻近器官等情况,结合患者的全身状况进行选择。

①根治性膀胱切除术的指征:根治性膀胱切除术的基本手术指征为 $T_2 \sim T_{4a}$,$N_0 \sim Nx$,M_0 浸润性膀胱癌,其他指征还包括高危非肌层浸润性膀胱癌 T_1G_3 肿瘤,BCG 治疗无效的 Tis,反复复发的非肌层浸润性膀胱癌,非手术治疗无法控制的广泛乳头状病变等,以及保留膀胱手术后非手术治疗无效或肿瘤复发者和膀胱非尿路上皮癌。

②根治性膀胱切除术的生存率:根治性膀胱切除术围术期的病死率为 1.8％～2.5％,主要死亡原因有心血管并发症、败血症、肺栓塞、肝衰竭和大出血。患者的总体 5 年生存率为54.5％～68％,10 年生存率为 66％。若淋巴结阴性,T_2 期的 5 年和 10 年生存率分别为 89％和 78％,T_{3a} 期为 87％和 76％,T_{3b} 期为 62％和 61％,T_4 期为 50％和 45％。而淋巴结阳性患者的 5 年和 10 年生存率只有 35％和 34％。

治疗风险及防范:根治性膀胱切除术的手术范围包括膀胱及周围脂肪组织、输尿管远端,并行盆腔淋巴结清扫术;男性应包括前列腺、精囊,女性应包括子宫、附件和阴道前壁。如果肿瘤累及男性前列腺部尿道或女性膀胱颈部,则需考虑施行全尿道切除。国内有学者认为若肿瘤累及前列腺、膀胱颈、三角区,或多发肿瘤、原位癌,应行全尿道切除术。对于性功能正常的年龄较轻男性患者,术中对周围神经血管的保护可以使 50％以上患者的性功能不受影响,但术后需严密随访肿瘤复发情况及 PSA 变化情况,并且患者的长期转归有待进一步证实。淋巴结清扫不仅是一种治疗手段,而且为预后判断提供重要的信息。目前主要有局部淋巴结清扫、常规淋巴结清扫和扩大淋巴结清扫 3 种。有学者认为扩大淋巴结清扫对患者有益,可以提高术后的 5 年生存率,但该方法仍存在争议。阳性淋巴结占术中切除淋巴结的比例(淋巴结密度)可能是淋巴结阳性高危患者的重要预后指标之一。

(2)保留膀胱的手术:对于身体条件不能耐受根治性膀胱切除术,或不愿接受根治性膀胱切除术的浸润性膀胱癌患者,可以考虑行保留膀胱的手术。施行保留膀胱手术的患者需经过细致选择,对肿瘤性质、浸润深度进行评估,正确选择保留膀胱的手术方式,并辅以术后放射治疗和化学治疗,且术后需进行密切随访。

浸润性膀胱癌保留膀胱的手术方式有 2 种:经尿道膀胱肿瘤切除术(TUR-BT)和膀胱部分切除术。对于多数保留膀胱的浸润性膀胱癌患者,可通过经尿道途径切除肿瘤。但对于部分患者应考虑行膀胱部分切除术,肿瘤位于膀胱憩室内、输尿管开口周围或肿瘤位于经尿道手术操作盲区的患者,有严重尿道狭窄和无法承受截石位的患者。近来有学者认为对于 T_2 期患者,初次 TUR-BT 术后 4～6 周再次行 TUR-BT 并结合化疗与放疗有助于保全膀胱。

浸润性膀胱癌患者施行保留膀胱手术的 5 年生存率为 58.5%～69%,T_2 期的 3 年生存率为 61.2%,T_3 期的 3 年生存率为 49.1%。

3.尿流改道术

尿流改道术有多种方法可选,包括不可控尿流改道、可控尿流改道、膀胱重建等。手术方式的选择需要根据患者的具体情况,如年龄、伴发病、预期寿命、盆腔手术及放疗史等,并结合患者的要求及术者经验认真选择。泌尿外科医师应与患者充分沟通,术前应告知患者有几种可选择的手术方式,意见一致后再决定手术方式。保护肾功能、提高患者生活质量是治疗的最终目标。神经衰弱、精神病、预期寿命短、肝或肾功能受损的患者对于有复杂操作的尿流改道术属于禁忌证。

(1)不可控尿流改道:回肠膀胱术是一种简单、安全、有效的术式。乙状结肠膀胱术对于有原发性肠道疾病或严重放射性盆腔炎和不愿意接受可控性膀胱术的患者,可作为回肠膀胱术的替代术式。横结肠膀胱术对于进行过盆腔放疗或输尿管短的患者可选用。输尿管皮肤造口术适用于预期寿命短、有远处转移、姑息性膀胱全切、肠道疾病无法利用肠管进行尿流改道或全身状态不能耐受其他手术者。

治疗风险及防范:不可控尿流改道手术主要缺点是需腹壁造口、终身佩戴集尿袋。经过长期随访,患者出现肾功能损害约为 27%,造瘘口并发症发生率约为 24%,输尿管回肠吻合口并发症发生率约为 14%,病死率约为 1.0%。因此,伴有短肠综合征、小肠炎性疾病、回肠受到广泛射线照射的患者不适于此术式。

(2)可控尿流改道

①可控贮尿囊:在无原位新膀胱术适应证的情况下,可控贮尿囊为一种可选术式。可控贮尿囊必须满足肠道去管重建成高容量低压贮尿囊、抗反流和控尿、能自行插管导尿的原则。在多种术式中值得推荐的是使用缩窄的末段回肠作输出道的回结肠贮尿囊,使用原位阑尾作输出道的回结肠贮尿囊以及去带盲升结肠贮尿囊。可控贮尿囊适用于以下患者。预期寿命较长、能耐受复杂手术;双侧肾脏功能良好可保证电解质平衡及废物排泄;无上尿路感染;肠道未发现病变;能自行导尿。

治疗风险及防范:主要缺点是需要腹壁造口。随访发现该术式早、晚期并发症发生率分别为12％和37％。晚期并发症主要有输尿管狭窄或梗阻、尿失禁、导尿困难和尿路结石，代谢并发症也比较常见。正确的病例选择、术前指导以及选用合适的肠段和早期治疗，可以减少大多数患者的这些并发症。

②利用肛门控制尿液术式：利用肛门括约肌控制尿液的术式包括尿粪合流术，如输尿管乙状结肠吻合术，输尿管结肠、结肠直肠吻合术；尿粪分流术，如直肠膀胱术，直肠膀胱、结肠腹壁造口术。输尿管乙状结肠吻合术由于易出现逆行感染、高氯性酸中毒、肾功能受损和恶变等并发症，现已很少用，但这种术式的改良可以减少并发症的发生，所以还被一些治疗中心选择应用。采用肛门括约肌控制尿液的术式患者肛门括约肌功能必须良好。

（3）膀胱重建或原位新膀胱：原位新膀胱术由于患者术后生活质量高，近10年内已被很多的治疗中心作为尿流改道的首选术式。此式主要优点是不需要腹壁造口，患者可以通过腹压或间歇清洁导尿排空尿液。

原位新膀胱主要包括回肠原位新膀胱术、回结肠原位新膀胱术、去带回盲升结肠原位新膀胱术。一些学者认为回肠收缩性少、顺应性高，可达到好的控尿率，黏膜萎缩使尿液成分重吸收减少，手术操作不甚复杂，比利用其他肠道行原位新膀胱术更为优越。乙状结肠原位新膀胱易形成憩室和有癌变的危险，因此，不适合作为长期的尿流改道，在其他改道术失败时可选用。

治疗风险及防范：原为膀胱重建的患者主要治疗风险是夜间尿失禁和需要间歇性的自我导尿。早期很少发生尿潴留，但长期随访发现有50％的患者出现尿潴留。早、晚期并发症发生率分别为20％～30％和30％，主要由输尿管与肠道或新膀胱与尿道吻合口引起。另一缺点是尿道肿瘤复发，为4％～5％，如膀胱内存在多发原位癌或侵犯前列腺尿道则复发率高达35％，建议术前男性患者常规行前列腺尿道组织活检，女性行膀胱颈活检，或者术中行冷冻切片检查，术后应定期行尿道镜检和尿脱落细胞学检查。原位新膀胱的先决条件是完整无损的尿道和外括约肌功能良好，术中尿道切缘阴性。前列腺尿道有侵犯、膀胱多发原位癌、骨盆淋巴结转移、高剂量术前放疗、复杂的尿道狭窄以及不能忍受长期尿失禁的患者为原位新膀胱术的禁忌证。

（4）腹腔镜手术：腹腔镜手术已应用于多种尿流改道术。现多采用在腹腔镜下行膀胱切除术后通过小切口在腹腔外行尿流改道术。目前的技术条件下是否有必要完全在腹腔镜下完成尿流改道仍存在争议。腹腔镜下尿流改道方式选择原则与开放性手术基本相同。腹腔镜下膀胱全切-尿流改道术可在熟练掌握腹腔镜技术、掌握严格的适应证并且在患者的意愿下选择。

4.膀胱癌的化疗与放疗

(1)膀胱癌的化疗:肌层浸润性膀胱癌行根治性膀胱切除术后,高达 50% 的患者会出现转移,5 年生存率为 36%～54%。对于 T_3～T_4 和(或)N＋M_0 膀胱癌高危患者,5 年生存率仅为 25%～35%。膀胱癌对含顺铂的化疗方案比较敏感,总有效率为 40%～75%,其中 12%～20% 的患者局部病灶获得完全缓解,有 10%～20% 的患者可获得长期生存。

①新辅助化疗:对于可手术的 T_2～T_4a 患者,术前可行新辅助化疗。新辅助化疗的主要目的是控制局部病变,使肿瘤降期,降低手术难度和消除微转移灶,提高术后远期生存率。新辅助化疗后,患者死亡率可下降 12%～14%,5 年生存率提高 5%～7%,远处转移率降低 5%,对于 T_3～T_4a 患者,其生存率提高可能更明显。

②辅助化疗:对于临床 T_2 或 T_3 期患者,根治性膀胱切除术后病理若显示淋巴结阳性或为 pT_3,术前未行新辅助化疗者术后可采用辅助化疗。膀胱部分切除患者术后病理若显示淋巴结阳性或切缘阳性或为 pT_3,术后亦可采用辅助化疗。辅助化疗可以推迟疾病进展,预防复发,但各项对于辅助化疗的研究由于样本量小、统计及方法学混乱,因此结果备受争议。

③对于临床 T_4a 及 T_4b 患者,若 CT 显示淋巴结阴性或发现不正常淋巴结经活检阴性,可行化疗或化疗＋放疗,或手术＋化疗(仅限于选择性 cT_4a 患者)。CT 显示有肿大淋巴结经活检阳性的,则行化疗或化疗＋放疗。

④转移性膀胱癌应常规行全身系统化疗,尤其是无法切除、弥漫性转移、可测量的转移病灶。身体状况不宜或不愿意接受根治性膀胱切除术者也可行全身系统化疗＋放疗。

⑤动脉导管化疗通过对双侧髂内动脉灌注化疗药物达到对局部肿瘤病灶的治疗作用,对局部肿瘤效果较全身化疗好,常用于新辅助化疗。化疗药物可选用 MTX/CDDP 或单用 CDDP 或 5-FU＋ADM＋CDDP＋MMC 等。

⑥化疗方案

a.GC(吉西他滨和顺铂)方案:此联合化疗方案被认为是目前标准一线治疗方案,可被更多患者选用。吉西他滨 800～1000mg/m² 第 1、8、15 天静脉滴注,顺铂 70mg/m² 第 2 天静脉滴注,每 3～4 周重复,共 2～6 个周期。

b.MVAC(甲氨蝶呤、长春碱、多柔比星、顺铂)方案:是传统上膀胱尿路上皮癌标准一线治疗方案。甲氨蝶呤 30mg/m² 第 1、15、22 天静脉滴注,长春碱 3mg/m² 第 2、15、22 天静脉滴注,多柔比星 30mg/m² 第 2 天静脉滴注,顺铂 70mg/m² 第 2 天静脉滴注,每 4 周重复,共 2～6 个周期。

c.其他化疗方案：TC(紫杉醇和顺铂)方案，TCa(紫杉醇和卡铂)方案，DC(多西紫杉醇和顺铂)3周方案，GT(吉西他滨和紫杉醇)方案，以及CMV(甲氨蝶呤联合长春碱和顺铂)方案和CAP(环磷酰胺联合多柔比星和顺铂)方案。

(2)膀胱癌的放疗：肌层浸润性膀胱癌患者在某些情况下，为了保留膀胱不愿意接受根治性膀胱切除术，或患者全身条件不能耐受根治性膀胱切除手术，或根治性手术已不能彻底切除肿瘤以及肿瘤已不能切除时，可选用膀胱放射治疗或化疗＋放射治疗。但对于肌层浸润性膀胱癌，单纯放疗患者的总生存期短于根治性膀胱切除术。

①根治性放疗：膀胱外照射方法包括常规外照射、三维适形放疗及调强适形放疗。单纯放射治疗靶区剂量通常为60～66Gy，每天剂量通常为1.8～2Gy，整个疗程不超过6～7周。目前常用的放疗日程有以下几种。50～55Gy，分25～28次完成(＞4周)；64～66Gy，分32～33次完成(＞6.5周)。放疗的局部控制率为30％～50％，肌层浸润性膀胱癌患者5年总的生存率为40％～60％，肿瘤特异生存率为35％～40％，局部复发率约为30％。

临床研究显示，基于顺铂的联合放化疗的反应率为60％～80％，5年生存率为50％～60％，有50％的患者可能保留膀胱，但目前尚缺乏长期的随机研究结果。一项大规模的Ⅱ期临床研究提示联合放化疗与单纯放疗相比能提高保留膀胱的可能性。对于保留膀胱的患者应密切随访，出现复发时应积极行补救性的膀胱根治性切除术。

欧洲文献报道，T_1、T_2期小肿瘤患者可通过膀胱切开(行或未行膀胱部分切除)显露肿瘤后置入放射性碘、铱、钽或铯行组织内近距离照射，再联合外照射和保留膀胱的手术，从而达到治疗目的。根据肿瘤分期不同，5年生存率可达60％～80％。

②辅助性放疗：根治性膀胱切除术前放疗无明显优越性。膀胱全切或膀胱部分切除手术未切净的残存肿瘤或术后病理切缘阳性者，可行术后辅助放疗。

③姑息性放疗：通过短程放疗[7Gy×3d；(3～3.5)Gy×10d]可减轻因膀胱肿瘤巨大造成无法控制的症状，如血尿、尿急、疼痛等。但这种治疗可增加急性肠道并发症的危险，包括腹泻和腹部痉挛疼痛。

六、预后与随访

1.生活质量

健康相关生活质量(HRQL)研究目前已被广泛应用于肿瘤和慢性病临床治疗

方法的筛选、预防性干预措施效果的评价以及卫生资源分配的决策等方面。但是在国内,对于膀胱癌患者生活质量的研究尚未引起泌尿外科医师的重视。

膀胱癌患者生活质量评估应包含身体、情绪、社会活动方面的内容以及相关的并发症(如排尿问题、尿瘘、皮肤问题、性功能问题等)。生活质量测定主要是通过适宜的量表来完成。目前膀胱癌研究中应用较多的生活质量测定量表包括FACTO-G,EORTCQLQ-C30 和 SF-36。

2.膀胱癌的预后因素

膀胱癌的预后与肿瘤分级、分期、肿瘤大小、肿瘤复发时间和频率、肿瘤数目以及是否存在原位癌等因素密切相关,其中肿瘤的病理分级和分期是影响预后的最重要因素。国内一项研究显示,各期膀胱癌患者 5 年生存率分别为 Ta～T_1 期91.9%、T_2 期84.3%、T_3 期43.9%、T_4 期10.2%。各分级膀胱癌患者 5 年生存率分别为 G_1 级91.4%、G_2 级82.7%、G_3 级62.6%。

3.膀胱癌患者的随访

膀胱癌患者治疗后随访的目的是尽早发现局部复发和远处转移,如果有适应证且有可能,应及早开始补救治疗。膀胱癌的随访方案应该由预后评估和所采取的治疗方式(如 TUR-BT、膀胱切除术、尿流改道方式等)来决定。

(1)非肌层浸润性膀胱癌的随访:在非肌层浸润性膀胱癌的随访中,膀胱镜检查目前仍然是金标准,所有的非肌层浸润性膀胱癌患者都必须在术后 3 个月接受第 1 次膀胱镜检查,但是如果手术切除不完整、创伤部位有种植或者肿瘤发展迅速则需要适当提前。以后的随访应根据肿瘤的复发与进展的危险程度决定。一旦患者出现复发,则治疗后的随访方案须重新开始。

(2)根治性膀胱切除术后的随访:膀胱癌患者接受根治性膀胱切除术和尿流改道术后必须进行长期随访,随访重点包括肿瘤复发和与尿流改道相关的并发症。

根治性膀胱切除术后肿瘤复发和进展的危险主要与组织病理学分期相关,局部复发和进展以及远处转移在手术后的前 24 个月内最高,24～36 个月时逐渐降低,36 个月后则相对较低。肿瘤复发通过定期的影像学检查很容易发现,但是间隔多长时间进行检查仍然存在着争议。有学者推荐 pT_1 期肿瘤患者每年进行 1 次体格检查、血液生化检查、胸部 X 线片检查和 B 超检查(包括肝、肾、腹膜后等);pT_2 期肿瘤患者 6 个月进行 1 次上述检查,而 pT_3 期肿瘤患者每 3 个月进行 1 次。此外,对于 pT_3 期肿瘤患者应该每半年进行 1 次盆腔 CT 检查。需要特别指出的是,上尿路影像学检查对于排除输尿管狭窄和上尿路肿瘤的存在是有价值的,上尿路肿瘤虽然并不常见,但是一旦发现往往需要手术治疗。

根治性膀胱切除术后尿流改道患者的随访主要涉及手术相关并发症(如反流和狭窄)、替代物相关代谢问题(如维生素 B_{12} 缺乏所致贫血和外周神经病变)、尿液贮存相关代谢问题(水电解质紊乱)、泌尿道感染以及继发性肿瘤问题(如上尿路和肠道)等方面。

第四节　前列腺癌

前列腺癌发病率有明显的地理和种族差异,引起前列腺癌的危险因素尚未明确,但是其中一些已经被确认。最重要的因素之一是遗传。外源性因素会影响从所谓的潜伏型前列腺癌到临床型前列腺癌的进程。这些因素的确仍然在讨论中,但高动物脂肪饮食是一个重要的危险因素。其他危险因素包括维生素 E、硒、木脂素类、异黄酮的低摄入。阳光暴露与前列腺癌发病率呈负相关,阳光可增加维生素 D 的水平,可能是前列腺癌的保护因子。在前列腺癌低发的亚洲地区,绿茶的饮用量相对较高,绿茶可能为前列腺癌的预防因子。总之,遗传是前列腺癌发展成临床型的重要危险因素,而外源性因素对这种危险可能有重要的影响。

一、诊断

1.前列腺癌的症状

早期前列腺癌通常没有症状,但肿瘤侵犯或阻塞尿道、膀胱颈时,则会发生类似下尿路梗阻或刺激症状,严重者可能出现急性尿潴留、血尿、尿失禁。骨转移时会引起骨骼疼痛、病理性骨折、贫血、脊髓压迫导致下肢瘫痪等。

2.前列腺癌的诊断

临床上大多数前列腺癌患者通过前列腺系统性穿刺活检可以获得组织病理学诊断。然而,最初可疑前列腺癌通常由前列腺直肠指检或血清前列腺特异性抗原(PSA)检查后再确定是否进行前列腺活检。

直肠指检联合 PSA 检查是目前公认的早期发现前列腺癌最佳的初筛方法。

(1)直肠指检(DRE)大多数前列腺癌起源于前列腺的外周带,DRE 对前列腺癌的早期诊断和分期都有重要价值。

注意事项:考虑到 DRE 可能影响 PSA 值,应在 PSA 抽血后进行 DRE。

(2)前列腺特异性抗原(PSA)检查 PSA 作为单一检测指标,与 DRE,TRUS 比较,具有更高的前列腺癌阳性诊断预测率,同时可以提高局限性前列腺癌的诊断率和增加前列腺癌根治性治疗的机会。

前列腺特异性抗原(PSA)检查风险防范如下。

①PSA 检查时机:50 岁以上男性每年应接受例行 DRE、PSA 检查。对于有前列腺癌家族史的男性人群,应该从 45 岁开始进行每年 1 次的检查。对 50 岁以上有下尿路症状的男性进行常规 PSA 和 DRE 检查,对于有前列腺癌家族史的男性人群,应该从 45 岁开始定期检查、随访。对 DRE 异常、有临床征象(如骨痛、骨折等)或影像学异常等的男性应进行 PSA 检查。

注意事项:PSA 检测应在前列腺按摩后 1 周,直肠指检、膀胱镜检查、导尿等操作 48h 后,射精 24h 后,前列腺穿刺 1 个月后进行。PSA 检测时应无急性前列腺炎、尿潴留等疾病。

②PSA 结果的判定:血清总 PSA(tPSA)>4.0ng/ml 为异常。对初次 PSA 异常者建议复查。当 tPSA 为 4～10ng/ml 时,发生前列腺癌的可能性>25% 左右。血清 PSA 受年龄和前列腺大小等因素的影响,这构成了进行前列腺癌判定的灰区,在这一灰区内应参考以下 PSA 相关变数。

a.游离 PSA(fPSA):fPSA 和 tPSA 作为常规同时检测。fPSA 是提高 tPSA 水平处于灰区的前列腺癌检出率的有效方法。当血清 tPSA 为 4～10ng/ml 时,fPSA 水平与前列腺癌的发生率呈负相关。推荐 fPSA/tPSA>0.16 为正常参考值(或临界值)。

b.PSA 密度(简称 PSAD):即血清总 PSA 值与前列腺体积的比值。前列腺体积是经直肠超声测定计算得出。PSAD 正常值<0.15,PSAD 有助于区分前列腺增生症和前列腺癌。当患者 PSA 在正常值高限或轻度增高时,用 PSAD 可指导医师决定是否进行活检或随访。

c.PSA 速率(简称 PSAV):即连续观察血清 PSA 水平的变化,前列腺癌的 PSAV 显著高于前列腺增生和正常人。其正常值为每年<0.75ng/ml。如果 PSAV 每年>0.75ng/ml,应怀疑前列腺癌的可能。PSAV 比较适用于 PSA 值较低的年轻患者。在 2 年内至少检测 3 次 PSA,PSAV 计算公式为[(PSA2－PSA1)+(PSA3－PSA2)]/2。

(3)经直肠超声检查(TRUS):在 TRUS 引导下在前列腺以及周围组织结构寻找可疑病灶,并能初步判断肿瘤的体积大小。但 TRUS 对前列腺癌诊断特异性较低,发现一个前列腺低回声病灶要与正常前列腺、BPH、PIN、急性或慢性前列腺炎、前列腺梗死和前列腺萎缩等鉴别。

注意事项:在 TRUS 引导下进行前列腺的系统性穿刺活检,是前列腺癌诊断的主要方法。

(4)前列腺穿刺活检:前列腺系统性穿刺活检是诊断前列腺癌最可靠的检查。前列腺穿刺活检风险防范如下。

①前列腺穿刺时机:因前列腺穿刺出血影响影像学临床分期。因此,前列腺穿刺活检应在 MRI 之后,在 B 超等引导下进行。

②前列腺穿刺指征:直肠指检发现结节,任何 PSA 值;B 超发现前列腺低回声结节或 MRI 发现异常信号,任何 PSA 值;PSA>10ng/ml,任何 f/tPSA 和 PSAD 值;PSA4～10ng/ml,f/tPSA 异常或 PSAD 值异常。

③前列腺穿刺针数:10 针以上穿刺的诊断阳性率明显高于 10 针以下,并不明显增加并发症。

④重复穿刺:第一次前列腺穿刺阴性结果,在以下情况需要重复穿刺:

第一次穿刺病理发现非典型性增生或高级别 PIN;PSA>10ng/ml,任何 f/tPSA 或 PSAD;PSA4～10ng/ml,复查 f/tPSA 或 PSAD 值异常,或直肠指检或影像学异常;PSA4～10ng/ml,复查 f/tPSA、PSAD、直肠指检、影像学均正常,严密随访,每 3 个月复查 PSA,如 PSA 连续 2 次>10ng/ml 或每年 PSAV>0.75/ml,应再穿刺。

重复穿刺的时机:2 次穿刺间隔时间尚有争议,目前多为 1～3 个月。

重复穿刺次数:对 2 次穿刺阴性结果,属上述①至④情况者,推荐进行 2 次以上穿刺。

如果 2 次穿刺阴性,并存在前列腺增生导致的严重排尿症状,可行经尿道前列腺切除术,将标本送病理进行系统切片检查。

(5)前列腺癌的其他影像学检查

①计算机断层(CT)检查:CT 对早期前列腺癌诊断的敏感性低于磁共振(MRI),前列腺癌患者进行 CT 检查的目的主要是协助临床医师进行肿瘤的临床分期。

注意事项:对于肿瘤邻近组织和器官的侵犯及盆腔内转移性淋巴结肿大,CT 的诊断敏感性与 MRI 相似。

②磁共振(MRI/MRS)扫描:MRI 检查可以显示前列腺包膜的完整性、是否侵犯前列腺周围组织及器官,MRI 还可以显示盆腔淋巴结受侵犯的情况及骨转移的病灶。在临床分期上有较重要的作用。

风险防范:MRI 检查在鉴别前列腺癌与伴钙化的前列腺炎、较大的良性前列腺增生、前列腺瘢痕、结核等病变时常无法明确诊断。因此影像学检查 TRUS、CT、MRI 等在前列腺癌的诊断方面都存在局限性,最终明确诊断还需要前列腺穿刺活检取得组织学诊断。

③前列腺癌的核素检查（ECT）：前列腺癌的最常见远处转移部位是骨骼。ECT 可比常规 X 线片提前 3～6 个月发现骨转移灶，敏感性较高但特异性较差。

风险防范：一旦前列腺癌诊断成立，建议进行全身骨显像检查（特别是在 PSA＞20，GS 评分＞7 的病例），有助于判断前列腺癌准确的临床分期。

（6）病理分级：在前列腺癌的病理分级方面，推荐使用 Gleason 评分系统。前列腺癌组织分为主要分级区和次要分级区，每区的 Gleason 分值为 1.5，Gleason 评分是把主要分级区和次要分级区的 Gleason 分值相加，形成癌组织分级常数。

分级标准如下。

① Gleason 1：癌肿极为罕见。其边界很清楚，膨胀型生长，几乎不侵犯基质，癌腺泡很简单，多为圆形，中度大小，紧密排列在一起，其胞质和良性上皮细胞胞质极为相近。

② Gleason 2：癌肿很少见，多发生在前列腺移行区，癌肿边界不很清楚，癌腺泡被基质分开，呈简单圆形，大小可不同，可不规则，疏松排列在一起。

③ Gleason 3：癌肿最常见，多发生在前列腺外周区，最重要的特征是浸润性生长，癌腺泡大小不一，形状各异，核仁大而红，胞质多呈碱性染色。

④ Gleason 4：癌肿分化差，浸润性生长，癌腺泡不规则融合在一起，形成微小乳头状或筛状，核仁大而红，胞质可为碱性或灰色反应。

⑤ Gleason 5：癌肿分化极差，边界可为规则圆形或不规则状，伴有浸润性生长，生长形式为片状单一细胞型或者粉刺状癌型，伴有坏死，癌细胞核大，核仁大而红，胞质染色可有变化。

前列腺癌分期：前列腺癌分期的目的是指导选择治疗方法和评价预后。通过 DRE、PSA、穿刺活检阳性针数和部位、骨扫描、CT、MRI 以及淋巴结切除来明确分期。

2002 年 AJCC 的 TNM 分期系统（表 8-3）。

表 8-3　前列腺癌 TNM 分期（AJCC，2002 年）

原发肿瘤（T）	
临床	病理（pT）*
Tx 原发肿瘤不能评价	pT₂ * 局限于前列腺
T₀ 无原发肿瘤的证据	pT₂ₐ肿瘤限于单叶≤1/2
T₁ 不能被扪及和影像无法发现的临床隐匿性肿瘤	pT₂ᵦ肿瘤超过单叶的 1/2 但限于该单叶

原发肿瘤（T）

T_{1a} 偶发肿瘤体积＜所切除组织体积的5％	pT_{2c} 肿瘤侵犯两叶
T_{1b} 偶发肿瘤体积＞所切除组织体积的5％	pT_3 突破前列腺
T_{1c} 穿刺活检发现的肿瘤（如由于 PSA 升高）	pT_{3a} 肿瘤突破前列腺
T_2 局限于前列腺内的肿瘤	pT_{3b} 肿瘤侵犯精囊
T_{2a} 肿瘤限于单叶的 $1/2（\leqslant 1/2）$	pT_4 侵犯膀胱和直肠
T_{2b} 肿瘤超过单叶的 $1/2$，但限于该单叶（$1/2\sim 1$）	
T_{2c} 肿瘤侵犯两叶	
T_3 肿瘤突破前列腺包膜**	
T_{3a} 肿瘤侵犯包膜（单侧或双侧）	
T_{3b} 肿瘤侵犯精囊	
T_4 肿瘤固定或侵犯除精囊外的其他邻近组织结构，如膀胱颈、尿道外括约肌、直肠、肛提肌和（或）盆壁	

区域淋巴结（N）***

Nx 区域淋巴结不能评价	pNx 无区域淋巴结取材标本
N_0 无区域淋巴结转移	pN_0 无区域淋巴结转移
N_1 区域淋巴结转移（1个或多个）	pN_1 区域淋巴结转移（1个或多个）

远处转移（M）****

Mx 远处转移无法评估	
临床	病理（pT）*
M_0 无远处转移	
M_1 有远处转移	
M_{1a} 有区域淋巴结以外的淋巴结转移	
M_{1b} 骨转移（单发或多发）	
M_{1c} 其他器官组织转移（伴或不伴骨转移）	

*：穿刺活检发现的单叶或两叶肿瘤，但临床无法扪及或影像不能发现的定为 T_1T_{1c}

**：侵犯前列腺尖部或前列腺包膜但未突破包膜的定为 T_2，非 T_3

***：不超过 0.2cm 的转移定为 pN_1M_1

****：当转移多于1处，为最晚的分期

①T 分期表示原发肿瘤的局部情况,主要通过 DRE 和 MRI 来确定,前列腺穿刺阳性活检数目和部位、肿瘤病理分级和 PSA 可协助分期。

②N 分期表示淋巴结情况,只有通过淋巴结切除才能准确地了解淋巴结转移情况。N 分期对准备采用根治性疗法的患者是重要的,分期低于 T_2、PSA＜20ng/ml 和 Gleason 评分＜6 的患者淋巴结转移的机会小于 10%。

③M 分期主要针对骨骼转移,骨扫描,MRI、X 线检查是主要的检查方法。尤其对病理分化较差(Gleason 评分＞7)或 PSA＞20ng/ml 的患者,应常规行骨扫描检查。

二、治疗及风险及防范

1.观察等待治疗

观察等待治疗的指征:①低危前列腺癌(PSA 4～10ng/ml,GS≤6,临床分期≤T_{2a})和预期寿命短的患者;②晚期前列腺癌患者:仅限于因治疗伴随的并发症大于延长生命和改善生活质量的情况。

对临床局限性前列腺癌($T_{1～3}$,Nx 或 N_0,Mx 或 M_0)适合根治性治疗的患者,如选择观察等待治疗,患者必须了解并接受局部进展和转移的危险。

风险防范:对于观察等待的患者密切随访,每 3 个月复诊,检查 PSA、DRE,必要时缩短复诊间隔时间和进行影像学检查。对于 DRE、PSA 检查和影像学检查进展的患者可考虑转为其他治疗。

2.前列腺癌根治性手术治疗

根治性前列腺切除术(简称根治术)是治疗局限性前列腺癌最有效的方法,有 3 种主要术式,即传统的经会阴、经耻骨后及腹腔镜前列腺癌根治术。

(1)适应证:根治术用于可能治愈的前列腺癌。手术适应证要考虑肿瘤的临床分期、预期寿命和健康状况。

风险防范:尽管手术没有硬性的年龄界限,但应告知患者,70 岁以后伴随年龄增长,手术合并并发症及死亡率将会增加。

①临床分期:适应于局限前列腺癌,临床分期 $T_1～T_{2c}$ 的患者。对于 T_3 期的前列腺癌尚有争议,有主张对 T_{2c} 和 T_3 给予新辅助治疗后行根治术,可降低切缘阳性率。

②预期寿命:预期寿命≥10 年者则可选择根治术。

③健康状况:前列腺癌患者多为高龄男性,手术并发症的发生率与身体状况密切相关。因此,只有身体状况良好,没有严重的心肺疾病的患者适应根治术。

④PSA 或 Gleason 评分高危患者的处理:对于 PSA＞20 或 Gleason 评分≥8 的局限性前列腺癌患者符合上述分期和预期寿命条件的,根治术后可给予其他辅助治疗。

(2)手术禁忌证

①患有显著增加手术危险性的疾病者,如严重的心血管疾病、肺功能不良等。

②患有严重出血倾向或血液凝固性疾病者。

③已有淋巴结转移(术前通过影像学或淋巴活检诊断)或骨转移者。

④预期寿命不足 10 年者。

(3)手术方法和标准:国内推荐开放式耻骨后前列腺癌根治术和腹腔镜前列腺癌根治术。

①耻骨后前列腺癌根治术:术野开阔,操作简便易行,可经同一入路完成盆腔淋巴结切除,达到根治目的。

改良式盆腔淋巴结切除术:下腹正中切口,整块切除髂动脉、髂静脉前面、后面及血管之间的纤维脂肪组织,下至腹股沟管,后至闭孔神经后方。可疑淋巴结转移者可进行冷冻切片病理学检查。

根治性前列腺切除术:手术切除范围包括完整的前列腺、双侧精囊和双侧输精管壶腹段、膀胱颈部。

保留神经的禁忌证:术中发现肿瘤可能侵及神经血管束。

②腹腔镜前列腺癌根治术:其疗效与开放性手术类似,优点是损伤小、术野及解剖结构清晰,术中和术后并发症少。腹腔镜手术切除步骤和范围同开放性手术。

手术时机:一旦确诊为前列腺癌并符合上述根治性手术条件者应采取根治术。经直肠穿刺活检者应等待 6～8 周,可减降低手术难度和减少并发症。经尿道前列腺切除术者应等待 12 周再行手术。

手术并发症:目前围术期病死率为 0～2.1％,主要并发症有术中严重出血、直肠损伤、术后阴茎勃起功能障碍、尿失禁、膀胱尿道吻合口狭窄、尿道狭窄、深部静脉血栓、淋巴囊肿、尿瘘、肺栓塞。腹腔镜前列腺癌根治术还可能出现沿切口种植转移、转行开腹手术、气体栓塞、高碳酸血症、继发出血等并发症。

3.前列腺癌外放射治疗(EBRT)

(1)前列腺癌常规外放射治疗风险防范

①照射范围的界定:先确定肿瘤体积、靶体积和治疗体积。具体方法是通过患者固定系统,应用 MRI 或 CT 影像来确定目标及周边正常器官范围,并用计算机辅助治疗计划系统计算出中央面肿瘤及周边正常组织的剂量分布。

②照射剂量：前列腺癌局部照射剂量分别为＜55Gy、55～60Gy、60～65Gy、60～70Gy 及＞70Gy,随着照射剂量的递增,局部复发率明显降低。

③照射技术：单独照射前列腺及其周围区域时用前、后及两侧野的四野盒式照射技术。照射野下界位于坐骨结节下缘,侧野后界包括直肠前壁。若精囊、周边组织受侵及淋巴结转移需全骨盆照射,分两步,先用前后两野照射全盆腔,照射野的上界为 L_5～S_1,下界位于坐骨结节下缘,两侧界在真骨盆缘外 1～2cm。常规分割照射每周 5 次,每次剂量为 1.8～2.0Gy,总量为 45Gy。超分割照射每天照射 2 次,每次剂量 1.15～1.3Gy。骨盆放疗结束后再缩小照射范围至前列腺区,总量达65～80Gy。利用合金铅板保护直肠、肛门括约肌、小肠、膀胱、尿道。

（2）3D-CRT 及 IMRT 风险防范

①适形放疗(3D-CRT)的优点为最大限度地减少对周围正常组织及器官的照射,提高肿瘤局部的照射剂量及靶区的照射总量。提高肿瘤局部控制率,减少并发症。

IMRT 是 3D-CRT 技术的新扩展。应用螺旋 CT 薄层扫描,绘出患者靶区和正常组织的几何模型并建立数字重建图,使外照射的剂量达到更高的适形程度。靶区边缘也可达到标准照射剂量。IMRT 可使照射剂量达 81～86.4Gy,但对直肠及膀胱的不良反应无明显增加。

②照射范围界定：先确定等中心点,画出皮肤标记线,进行 CT 断层扫描,再将影像合成视觉三维立体解剖图像,经 CT 模拟机模拟,由医师进行 3D 放射剂量分析。

③照射剂量分析：肿瘤照射剂量可由剂量-体积直方图(DVH)进行评估。若肿瘤很大,可先进行新辅助内分泌治疗,待肿瘤体积缩小再进行放疗。

前列腺癌外放疗并发症：放疗可能出现泌尿系统和肠道系统不良反应及性功能障碍。放疗引起的不良反应因单次剂量和总剂量、放疗方案和照射体积的不同而异。

泌尿系统不良反应包括尿道狭窄、膀胱瘘、出血性膀胱炎、血尿、尿失禁等;胃肠不良反应包括暂时性肠炎、直肠炎引起的腹泻、腹部绞痛、直肠不适和直肠出血、小肠梗阻等,需要手术治疗的严重乙状结肠和小肠损伤、会阴部脓肿、肛门狭窄或慢性直肠出血的发生率低于 1％。放射性急性皮肤不良反应为红斑、皮肤干燥和脱屑,主要发生于会阴和臀部的皮肤皱褶处。其他不良反应包括耻骨和软组织坏死,下肢、阴囊或阴茎水肿等,发生率均低于 1％。放疗后性功能障碍发生率低于根治性手术患者。

4.前列腺癌近距离照射治疗

(1)风险防范:近距离照射治疗包括腔内照射、组织间照射等,是将放射源密封后直接放入人体的天然腔内或放入被治疗的组织内进行照射。

(2)适应证:参考美国近距离照射治疗协会(ABS)标准。

①同时符合以下 3 个条件为单纯近距离照射治疗的适应证。临床分期为 $T_1 \sim T_{2a}$ 期;Gleason 分级为 2~6;PSA<10ng/ml。

②符合以下任一条件为近距离照射治疗联合外放疗的适应证:临床分期为 T_{2b}、T_{2c};Gleason 分级 8~10;PSA>20ng/ml;周围神经受侵;多点活检病理结果阳性;双侧活检病理结果为阳性;MRI 检查明确有前列腺包膜外侵犯。

多数学者建议先行外放疗再行近距离照射治疗以减少放疗并发症。

③Gleason 评分为 7 或 PSA 为 10~20ng/ml 者则要根据具体情况决定是否联合外放疗。

④近距离照射治疗(或联合外放疗)联合内分泌治疗的适应证:前列腺体积>60ml,可行新辅助内分泌治疗使前列腺缩小。

(3)禁忌证

①绝对禁忌证:预计生存期少于 5 年;TURP 后缺损较大或预后不佳;一般情况差;有远处转移。

②相对禁忌证:腺体>60cm³;既往有 TURP 史;中叶突出;严重糖尿病;多次盆腔放疗及手术史。

注意事项:每个患者行粒子种植后都应进行剂量学评估,通常用 CT 进行评估。粒子种植后过早进行 CT 检查会由于前列腺水肿和出血而显示前列腺体积增大,此时做出的剂量评估会低估前列腺所受剂量。因此,建议种植后 4 周行剂量评估最合适。如果发现有低剂量区,则应及时做粒子的补充再植;如果发现大范围的低剂量区,则可以考虑行外放疗。

(4)技术和标准:行粒子种植治疗的所有患者在种植前均应制定治疗计划,根据三维治疗计划系统给出预期的剂量分布。通常先用经直肠超声(TRUS)确定前列腺体积,再根据 TRUS 所描绘的前列腺轮廓和横断面来制定治疗计划,包括种植针的位置、粒子的数量和活度。术中应再次利用 TRUS 作计划,根据剂量分布曲线图放置粒子,同时在粒子种植过程中也应利用经直肠实时超声来指导操作,随时调整因置入针的偏差而带来的剂量分布的改变。需要指出的是,前列腺靶区处方剂量所覆盖的范围应包括前列腺及其周边 3~8mm 的范围。因此前列腺靶区约是实际前列腺体积的 1.75 倍。

（5）并发症：并发症包括短期并发症和长期并发症。通常将 1 年内发生的并发症定义为短期并发症，而将 1 年以后发生的并发症定义为长期并发症。这些并发症主要涉及尿路、直肠和性功能等方面。

①短期并发症：尿频、尿急及尿痛等尿路刺激症状，排尿困难和夜尿增多。大便次数增多及里急后重等直肠刺激症状、直肠炎（轻度便血、肠溃疡甚至于前列腺直肠瘘）等。

②长期并发症：以慢性尿潴留、尿道狭窄、尿失禁为常见。

前列腺癌近距离照射治疗是继前列腺癌根治术及外放疗外的又一种有望根治局限性前列腺癌的方法，疗效肯定、创伤小，尤其适合于不能耐受前列腺癌根治术的高龄前列腺癌患者。

5.试验性前列腺癌局部治疗

和根治性前列腺癌手术和放疗相比较，其对临床局限性前列腺癌的治疗效果，还需要更多的长期临床研究加以评估和提高。

（1）前列腺癌的冷冻治疗（CSAP）：CSAP 被认为是治疗临床局限性前列腺癌可以考虑的选择。与放疗相比较，其优点是无放射危险、直肠损伤率较低，早期文献报道治疗后排尿功能障碍和阳痿的发生率较高，随着技术和经验的不断改进，并发症发生率明显降低。

①CSAP 适应证：局限性前列腺癌不适合做外科手术或预期寿命＜10 年的局限性前列腺癌；血清 PSA＜20ng/ml；Gleason 评分＜7；前列腺体积≤40ml，以保证有效的冷冻范围；如前列腺体积＞40ml，先行新辅助内分泌治疗使腺体缩小。姑息性局部治疗及挽救性局部治疗用于已发生转移的前列腺癌的姑息性局部治疗，以控制局部肿瘤的发展、缓解由其引起的症状以及前列腺癌放疗后局部复发的挽救性治疗手段。

②CSAP 的并发症：CSAP 的常见并发症包括勃起功能障碍、组织脱落、尿失禁、盆腔痛、尿潴留、直肠瘘、膀胱出口梗阻等。

（2）前列腺癌的高能聚焦超声（HIFU）治疗：多用于年龄较大、预期寿命＜10 年的局限前列腺癌。

HIFU 的并发症包括尿潴留、尿失禁、勃起功能障碍等。

（3）组织内肿瘤射频消融（RITA）：RITA 是将针状电极直接刺入肿瘤部位，通过射频消融仪测控单元和计算机控制，将大功率射频能量通过消融电极传送到肿瘤组织内，利用肿瘤组织中的导电离子和极化分子按射频交变电流的方向作快速变化，使肿瘤组织本身产生摩擦热。当温度达到 60℃ 以上时，肿瘤组织产生不可逆的凝固性坏死,以达到治疗目的。

6.前列腺癌内分泌治疗

前列腺细胞在无雄激素刺激的状况下将会发生凋亡。任何抑制雄激素活性的治疗均可被称为雄激素去除治疗。

雄激素去除主要通过以下策略。①抑制睾酮分泌:手术去势或药物去势(黄体生成素释放激素类似物,LHRH-a);②阻断雄激素与受体结合:应用抗雄激素药物竞争性封闭雄激素与前列腺细胞雄激素受体的结合。两者联合应用可达到最大限度雄激素阻断的目的。其他策略包括抑制肾上腺来源雄激素的合成,以及抑制睾酮转化为双氢睾酮等。

内分泌治疗的目的:降低体内雄激素浓度、抑制肾上腺来源雄激素的合成、抑制睾酮转化为双氢睾酮或阻断雄激素与其受体的结合,以抑制或控制前列腺癌细胞的生长。

内分泌治疗的方法包括:①去势;②最大限度雄激素阻断;③间歇内分泌治疗;④根治性治疗前新辅助内分泌治疗;⑤辅助内分泌治疗。

(1)适应证

①转移前列腺癌,包括 N_1 和 M_1 期(去势、最大限度雄激素阻断、间歇内分泌治疗)。

②局限早期前列腺癌或局部进展前列腺癌,无法行根治性前列腺切除术或放射治疗(去势、最大限度雄激素阻断、间歇内分泌治疗)。

③根治性前列腺切除术或根治性放疗前的新辅助内分泌治疗(去势、最大限度雄激素阻断)。

④配合放射治疗的辅助内分泌治疗(去势、最大限度雄激素阻断)。

⑤治愈性治疗后局部复发,但无法再行局部治疗(去势、最大限度雄激素阻断、间歇内分泌治疗)。

⑥治愈性治疗后远处转移(去势、最大限度雄激素阻断、间歇内分泌治疗)。

⑦雄激素非依赖期的雄激素持续抑制(去势)。

(2)去势治疗

①手术去势:手术去势可使睾酮迅速且持续下降至极低水平(去势水平)。主要的不良反应是对患者的心理影响。

②药物去势:黄体生成素释放激素类似物(LHRH-a)是人工合成的黄体生成素释放激素。

注意事项:在注射 LHRH-a 后,睾酮水平逐渐升高,在 1 周时达到最高点(睾酮一过性升高),然后逐渐下降,至 3～4 周时可达到去势水平,但有 10％的患者睾酮不能达到去势水平。LHRH-a 已成为雄激素去除的标准治疗方法之一。

风险防范:由于初次注射 LHRH-a 时有睾酮一过性升高,故应在注射前 2 周或当日开始,给予抗雄激素药物至注射后 2 周,以对抗睾酮一过性升高所导致的病情加剧。对于已有骨转移脊髓压迫的患者,应慎用 LHRH-a,可选择迅速降低睾酮水平的手术去势。

③雌激素:雌激素作用于前列腺的机制包括下调 LHRH 的分泌,抑制雄激素活性,直接抑制睾丸间质细胞功能,以及对前列腺细胞的直接毒性。

最常见的雌激素是已烯雌酚。

风险防范:口服已烯雌酚 1mg/d、3mg/d 或 5mg/d,可以达到与去势相同的效果,但心血管方面的不良反应明显增加。尽管应用小剂量已烯雌酚(如 1mg/d),且同时应用低剂量华法林(1mg/d)或低剂量阿司匹林(75～100mg/d)预防,但是心血管方面的不良反应发生率仍较高,因此,在应用时应慎重。雌激素是经典的内分泌治疗方法之一。

(3)最大限度雄激素阻断(MAB)

①目的:同时去除或阻断睾丸来源和肾上腺来源的雄激素。

②方法:常用的方法为去势加抗雄激素药物。

③结果:合用非类固醇类抗雄激素药物的雄激素 MAB 方法,与单纯去势相比可延长总生存期 3～6 个月,平均 5 年生存率提高 2.9％,对于局限性前列腺癌,应用 MAB 疗法时间越长,PSA 复发率越低。而合用比卡鲁胺的 MAB 疗法,相对于单独去势可使死亡风险降低 20％,并可相应延长无进展生存期。

(4)根治术前新辅助内分泌治疗(NHT)

①目的:在根治性前列腺切除术前,对前列腺癌患者进行一定时间的内分泌治疗,以缩小肿瘤体积、降低临床分期、降低前列腺切缘肿瘤阳性率,进而提高生存率。

②适应证:适合于 T_2、T_{3a} 期。

③方法:采用 LHRH-a 和抗雄激素的 MAB 方法,也可单用 LHRH-a、抗雄激素药物或雌二醇氮芥,但 MAB 方法疗效更为可靠。时间 3～9 个月。

④结果:新辅助治疗可能降低临床分期,可以降低前列腺切缘肿瘤的阳性率,降低局部复发率,大于 3 个月的治疗可以延长无 PSA 复发的存活期,而对总存活期的作用需更长时间的随访。

⑤风险防范:新辅助治疗不能减少淋巴结和精囊的浸润。

(5)间歇内分泌治疗(IHT):在雄激素缺如或低水平状态下,能够存活的前列腺癌细胞通过补充的雄激素获得抗凋亡潜能而继续生长,从而延长进展到激素非依赖的时间。

IHT的优点包括提高患者生活质量,可能延长雄激素依赖时间,可能有生存优势,降低治疗成本。

IHT的临床研究表明,在脱离治疗期间患者生活质量明显提高,如性欲恢复等。可使肿瘤细胞对雄激素依赖时间延长,而对病变进展或生存时间无大的负面影响。IHT更适于局限性病灶及经过治疗局部复发者。

间歇内分泌治疗及风险防范如下。

①IHT的停止治疗标准:推荐停药标准为 PSA$\leqslant$0.2ng/ml 后,持续 3～6个月。

②间歇治疗后重新开始治疗的标准:报道不一,国内推荐当 PSA$>$4ng/ml 后开始新一轮治疗。

③IHT适应证:局限前列腺癌,无法行根治性手术或放疗;局部晚期患者(T_3～T_4 期);转移前列腺癌;根治术后病理切缘阳性;根治术或局部放疗后复发。

④IHT的意义及潜在风险:可能保持前列腺癌细胞的激素依赖性,延缓前列腺癌细胞进展到非激素依赖性的进程,从而可能延长患者的生存期。

治疗潜在的风险:是否可加速雄激素依赖性向非激素依赖性的发展;在治疗的间歇期病灶是否会进展。

(6)前列腺癌的辅助内分泌治疗(AHT):AHT是指前列腺癌根治性切除术后或根治性放疗后,辅以内分泌治疗。

①目的是治疗切缘残余病灶、残余的阳性淋巴结、微小转移病灶,提高长期存活率。

②方式:最大限度雄激素全阻断(MAB);药物去势;抗雄激素,包括甾体类和非甾体类;手术去势。

③时机:多数主张术后或放疗后即刻开始。

AHT治疗风险防范:AHT治疗主要针对切缘阳性,pT_3,$pN+$ 及$\leqslant pT_2$ 期伴高危因素的患者,但能否提高患者的生存率尚无一致结论。治疗时机及时限的选择应综合考虑患者的病理分期、治疗不良反应和费用等。

三、预后及随访

1.治愈性治疗后随访的指标及风险防范

(1)血清 PSA 水平的变化:监测血清 PSA 水平的变化是前列腺癌随访的基本内容。

①根治性前列腺切除术后 PSA 的监测:成功的根治性前列腺切除术 3 周后应该不能检测到 PSA。

风险防范:PSA 持续升高说明体内有产生 PSA 的组织,也即残留的前列腺癌病灶。在根治性前列腺切除术后,连续 2 次血清 PSA 水平超过 0.2ng/ml 提示前列腺癌生化复发。

②放射治疗后 PSA 的监测:放疗后腺体仍然存在,PSA 水平下降缓慢。放疗后 PSA 最低值是生化治愈的标志,也是一个重要的预后判断因素。

风险防范:放疗后 PSA 水平达到最低值后连续 3 次 PSA 增高被认为是放疗后前列腺癌生化复发的标志,复发时间被认为是放疗后 PSA 达到最低值和第 1 次 PSA 升高之间的时间中点。研究表明,临床复发一般在生化复发 6~18 个月或之后出现。

研究提示 PSA 动力学可能是重要的预后判断指标。在根治性前列腺切除术和放射治疗后 PSA 倍增时间(PSADT)短于 3 个月与前列腺癌特异性死亡率关系密切,对于这样的患者可以考虑进行补救性内分泌治疗。

(2)直肠指检(DRE):DRE 被用于判断是否存在前列腺癌局部复发,在治愈性治疗后如果前列腺区有新出现的结节应该怀疑局部复发。

风险防范:PSA 和 DRE 是根治性前列腺切除术和放疗后随访中的一线检查方法。

(3)经直肠超声和活检:生化复发者前列腺活检阳性率为 54%,DRE 异常者前列腺活检阳性率为 78%。

风险防范:根治术后如果 PSA>0.5ng/ml、DRE 发现局部结节或经直肠超声检查发现局部低回声病变,建议进行前列腺窝活检。

(4)骨扫描与腹部 CT/MRI:在生化复发的早期,骨扫描与腹部 CT 或 MRI 的临床意义有限。骨扫描与腹部 CT/MRI 可以用于 PSA 水平>20ng/ml、PSADT<6 个月或 PSA 速率大于每个月 0.75ng/ml 者。

风险防范:如果患者有骨骼疼痛,应该进行骨扫描,不必考虑血清 PSA 水平。

2.前列腺癌治愈性治疗后复发诊治风险防范

(1)根治术后复发诊治风险防范

①根治术后生化复发(PSA复发)的定义:将血清PSA水平连续2次≥0.2ng/ml定义为生化复发(EAU)。

②根治术后临床复发的评估方法:根治术后局部复发的可能性在以下几种情况时>80%:术后3年才发生PSA上升;PSADT≥11个月;Gleason评分≤6;病理分期≤pT_{3a}。

前列腺癌根治术后广泛转移的可能性在以下几种情况时>80%:术后1年内发生PSA上升;PSADT在4~6个月;Gleason评分在8~10分;病理分期≥T_{3b}。

风险防范:如果DRE发现异常硬结,则应进一步行直肠超声检查及其引导下的穿刺活检。

③根治术后复发的治疗:局部复发可能性大者可选用观察等待治疗或挽救性放疗,广泛转移可能性大者可选用内分泌治疗。

注意事项:如果已明确临床局部复发应选用挽救性放疗,如已临床广泛转移则应采用内分泌治疗。

观察等待治疗:适应于低危患者,PSA生化复发的早期。

注意事项:因为此类患者疾病发展很慢,从生化复发到临床复发或转移的中位时间为8年,从发生转移到死亡的中位时间为5年。

挽救性放疗:根治术后生化复发患者如排除了肿瘤的远处转移可给予挽救性放疗。

接受挽救性放疗患者的条件包括:预期寿命>10年;身体一般情况好;仅生化复发,无临床复发或转移;临床前列腺窝局部复发。局部复发的患者应在血清PSA水平≤1.5ng/ml时采用针对前列腺床的挽救性放疗,总剂量达64~66Gy。

内分泌治疗:生化复发且有很高的临床广泛转移倾向的患者应尽早采用内分泌治疗。

风险防范:如果患者已发生临床转移或根治术前PSA>20ng/ml、Gleason评分>7、广泛手术切缘阳性或肿瘤有包膜外侵犯,应尽早采用内分泌治疗。可采用最大限度雄激素阻断、间歇性内分泌治疗、单纯去势或抗雄激素药物单药治疗。

(2)前列腺癌放射治疗后复发诊治风险防范

①前列腺癌放射治疗后复发的概念:前列腺癌放射治疗后复发包括生化复发、临床局部复发和远处转移。生化复发是肿瘤进展发生临床局部复发和远处转移的前兆。

放疗后生化复发(PSA复发)的定义:生化复发是指放疗后PSA值降至最低点后的连续3次PSA升高,复发的确切时间是PSA最低值与第1次升高时间之间的中点。

放疗后临床复发的概念:放疗后临床复发,包括局部复发和远处转移。局部复发是指CT、MRI、骨扫描等影像学检查排除淋巴结或远处转移,经过前列腺穿刺证实的放疗后前列腺癌复发。远处转移是指影像学检查发现远处播散的证据。

②放疗后复发的治疗:生化复发的患者通过恰当的诊断评估后,针对不同的患者选择观察等待治疗或其他合适的治疗方法。

风险防范:局部复发的患者可以选用挽救性治疗、内分泌治疗等。远处转移的患者则只能选用内分泌治疗。

观察等待治疗:适应于低危前列腺癌患者,在根治性放疗后生化复发早期,且PSA上升缓慢者,可考虑采用观察等待治疗。

挽救性治疗:适应于预期寿命>10年、复发时临床分期≤T_2期、活检Gleason评分<7分、挽救术前PSA<10ng/ml的患者。

注意事项:由于放疗引起的纤维化、黏连及组织平面的闭塞,挽救性前列腺癌根治手术难度较大。挽救性前列腺癌根治术是否行盆腔淋巴结清扫,目前无统一意见,但不少作者仍主张常规进行。

内分泌治疗如下。

适应证:放疗后生化复发;放疗后临床局部复发,但患者不适合或不愿意接受挽救性治疗;放疗后远处转移。

内分泌治疗的时机:对于生化复发后采用早期或延迟内分泌治疗。相关证据表明,早期内分泌治疗的效果优于延迟内分泌治疗。

③激素非依赖性前列腺癌治疗风险防范:激素非依赖前列腺癌的概念:经过持续内分泌治疗后病变复发、进展的前列腺癌,包括雄激素非依赖性前列腺癌(AIPC)和激素难治性前列腺癌(HRPC)。

内分泌治疗是目前前列腺癌的主要治疗方法,大多数患者起初都对内分泌治疗反应,但经过中位时间14~30个月或以后,几乎所有患者病变都将逐渐发展为激素非依赖前列腺癌。在激素非依赖发生的早期有些患者对二线内分泌治疗仍无反应或二线内分泌治疗过程中病变继续发展的则称为激素难治性前列腺癌(HRPC)。

激素非依赖前列腺癌的治疗如下:

维持睾酮去势水平:持续药物去势治疗或行手术去势。

二线内分泌治疗:适应于雄激素非依赖前列腺癌(AIPC),对二线内分泌治疗仍有反应的患者。

激素难治性前列腺癌(HRPC)化疗方案风险防范:以多烯紫杉醇为基础的化疗方案,多烯紫杉醇,$75mg/m^2$,每3周1次,静脉用药,加用泼尼松 5mg,2/d,口服,共10个周期。以米托蒽醌为基础的化疗方案,米托蒽醌,$12mg/m^3$,每3周1次,静脉用药,同时联合泼尼松治疗,可在一定程度控制疾病进展,提高生活质量,特别是减轻疼痛。其他可选择的化疗方案有:雌二醇氮芥+长春碱;雌二醇氮芥+VP16。

激素非依赖前列腺癌的骨转移治疗风险防范如下:

注意事项:对于有骨转移的激素非依赖前列腺癌的治疗目的主要是缓解骨痛,预防和降低骨相关事件(SREs)的发生,提高生活质量,提高生存率。

双膦酸盐(唑来膦酸):唑来膦酸是第三代双膦酸盐,具有持续缓解骨痛、降低骨相关事件的发生率、延缓骨并发症发生时间的作用。是目前治疗和预防激素非依赖前列腺癌骨转移的首选方法。

放射治疗:体外放射治疗可改善局部和弥漫性骨痛。

注意事项:因前列腺癌患者发生多处骨转移的机会较高,因此体外放射治疗的范围和剂量越大,不良反应越大。放射性核素对前列腺癌骨转移导致的多灶性骨痛有一定疗效。[89]锶和[153]钐是常用的放射性核素,[89]锶比[153]钐发出的 β 射线能量高,但半衰期短。Ⅲ期临床研究显示单独应用[89]锶或[153]钐可以显著减少新发骨转移灶,降低骨痛症状,减少镇痛药用量。最常见的不良反应为骨髓抑制。

镇痛药物治疗:世界卫生组织(WHO)已经制定了疼痛治疗指南,也适用于前列腺癌骨转移患者。

注意事项:镇痛治疗必须符合这一指南,规律服药(以预防疼痛),按阶梯服药:从非阿片类药物至弱阿片类,再至强阿片类药物的逐级上升,还要进行适当的辅助治疗(包括神经抑制药、放疗、化疗、手术等)。

第五节　睾丸肿瘤

睾丸是人体重要的生殖器官,睾丸肿瘤并不常见,仅占人体恶性肿瘤的1%,近年来发病率有增加的趋势。睾丸肿瘤可分为原发性和继发性两大类。原发性睾丸肿瘤多属于恶性,多发生于20～40岁青壮年。原发性睾丸肿瘤可分为生殖细胞肿瘤(占90%～95%)和非生殖细胞肿瘤(占5%～10%)两大类。生殖细胞肿瘤中精原细胞瘤最常见,多发生于30～50岁,非生殖细胞肿瘤包括胚胎癌、畸胎瘤、绒毛膜上皮细胞癌和卵黄囊肿瘤。非生殖细胞肿瘤中胚胎癌是一种高度恶性肿瘤，常见于20～30岁。畸胎瘤恶性程度取决于细胞分化程度及组织成分，一般婴幼儿畸胎瘤预后较成人好。绒毛膜上皮细胞癌极度恶性，多更年轻，常见于10～29岁。卵黄囊肿瘤多见于婴幼儿。睾丸肿瘤左右侧发病率无明显差异。隐睾发生恶性肿瘤病变机会较正常睾丸约大20～40倍，隐睾应早期手术，3岁以前手术效果最好。

一、诊断标准

1.临床表现

(1)常见症状是睾丸无痛性、进行性增大，常伴有坠胀感。

(2)肿大睾丸表面光滑，质硬而沉重，透光试验阴性。

(3)隐睾恶变时可在下腹部或腹股沟区出现肿物。

(4)睾丸肿瘤须与鞘膜积液，附睾结核等鉴别，睾丸肿瘤也可合并鞘膜积液。

2.辅助检查

(1)血清甲胎蛋白(AFP)和人绒毛膜促性腺激素-β亚基(β-HCG)测定这两种血清瘤标有特异性，有助于肿瘤临床分期、组织学性质、预后估计及术后监测转移肿瘤有无复发。

(2)B超：可显示睾丸内肿瘤病变及腹部有无转移灶。阴囊超声检查时白膜内任何低回声区都应高度怀疑为睾丸癌。

(3)CT和MRI：腹部CT和MRI扫描对发现淋巴结转移十分重要。在评估腹膜后病变上，CT已取代静脉尿路造影和经足淋巴管造影。核磁共振成像并不比CT更有优势。

(4)X线检查

①淋巴造影(LAG)：多采用足背淋巴造影，可显示腹股沟、腹膜后及胸部淋巴结结构，有助于发现淋巴结转移。

②胸部X线检查：有助于发现肺部有无转移。

③静脉尿路造影：可了解转移灶与泌尿系统的关系。

注：睾丸癌禁忌穿刺活检，避免肿瘤扩散。

二、治疗原则

睾丸生殖细胞肿瘤的治疗一般采用手术、化疗、放疗和免疫治疗的综合疗法，疗效较好，有效率可达90%以上，在临床肿瘤学上深受重视。一般认为，不论何种类型的睾丸肿瘤，首先应行根治性睾丸切除，该项手术强调切口不宜经阴囊，应在腹股沟,并要先结扎精索血管,避免肿瘤转移或皮肤种植。

1.精原细胞瘤

对放射治疗较敏感,以经腹股沟行睾丸切除术和放射治疗为主。根据临床分期可照射髂血管、腹主动脉、纵膈及左锁骨上区。

2.非精原细胞瘤

对化学治疗比较敏感,以睾丸肿瘤切除、腹膜后淋巴结清扫术和联合化学治疗为主。术前或术后可选用顺铂(CDDP)、长春新碱(VCR)、博来霉素(BLM)、放线菌素 D(DACT)、环磷酰胺(CTX)等进行联合化学治疗。

第六节　阴茎癌

一、阴茎癌

阴茎癌是阴茎最常见的恶性肿瘤,占阴茎肿瘤的 90% 以上。在西方国家阴茎癌发病率较低,1/10 万(男性)以下;在亚非拉等发展中国家,发病率较高。随着生活水平的提高,卫生状况改善,我国阴茎癌发病率已逐年下降,现与西方国家相近。

(一)病因

阴茎癌的病因仍不清楚,目前认为主要与以下两点有关:①包茎与包皮过长,包皮垢及炎症的长期刺激,是阴茎癌的重要致病因素;②人乳头状病毒(HPV)感染,是阴茎癌发生发展的促进因素。另外,阴茎癌的发病还与阴茎疣病史、阴茎皮疹、阴茎裂伤、吸烟、性伙伴数量等危险因素有关。

(二)病理

阴茎癌以鳞状细胞癌为主,其他类型如基底细胞癌、腺癌罕见。根据肿瘤形态可分为三种:①原位癌:好发于阴茎头和冠状沟,有红色斑块和糜烂,基底膜完整;②乳头状癌:好发于包皮内板、冠状沟和阴茎头,呈乳头状或菜花样突起,伴有脓性分泌物和恶臭;③浸润癌:好发于冠状沟,湿疹样,基底有硬块,中央有溃疡。

阴茎癌主要经淋巴转移,早期转移到腹股沟浅、深淋巴结,晚期浸润海绵体血窦时可血行转移。

(三)临床表现

早期癌变时,阴茎头或包皮上皮肥厚,不易被发现而被漏诊。多数病例发现时已出现阴茎丘疹、溃疡或菜花样隆起,继而糜烂、边缘硬而不整齐,有脓性分泌物自行流出并伴有恶臭。患者自觉刺痛或烧灼样疼痛。肿瘤继续发展,晚期可侵犯整个阴茎海绵体和尿道海绵体,出现排尿困难。

阴茎癌患者就诊时大多数伴有腹股沟淋巴结肿大,其中半数为炎性肿块;晚期时可出现局部破溃、感染和出血。远处转移后将出现转移部位相应症状和全身恶病质等症状。

(四)诊断

　　阴茎癌诊断主要依靠病史。检查时应注意肿瘤的大小、部位和浸润深度,阴茎体部和根部有无浸润,阴囊是否正常,并行直肠指诊,判断盆腔内有无肿瘤发现。双侧腹股沟淋巴结检查十分重要,对于肿大的淋巴结必须鉴别是炎性还是转移性。

　　典型的阴茎癌患者临床诊断不困难。有包茎或包皮不能上翻时,可隔着包皮仔细触摸,可扪及包皮下肿块或结节感,伴有局部压痛。对于阴茎头、包皮内板可疑肿块或溃疡,无法明确诊断时,应行局部较深组织的活检。超声、CT 和 MRI 的应用有助于确定肿瘤浸润深度和范围、有无淋巴结转移。

(五)治疗

　　阴茎癌的治疗主要是外科手术切除原发肿瘤和腹股沟淋巴结,并配合放疗、化疗等综合治疗。外科手术前,应先明确肿瘤浸润范围和淋巴结转移情况,获得准确的肿瘤分期分级,然后再选择合适的手术方式。

　　1.包皮环切术

　　对于局限于包皮或阴茎头的早期阴茎癌,深部没有浸润,没有淋巴结转移的 I 期或 T_1 期以前的肿瘤,可行包皮环切术或局部切除术。对于原位癌或年轻患者,需要保留阴茎组织者,可选用激光、冷冻、放射或化疗药物霜剂等治疗,但应严密随访。

　　2.阴茎部分切除术

　　对于 I 期或 T_1 期肿瘤,局限于阴茎头或阴茎前段,无淋巴结转移,可行阴茎局部切除术。阴茎部分切除术能保留部分性功能和直立排尿,提高生活质量。手术的关键在于确认无淋巴管、静脉癌栓存在;阴茎残端应保留 2cm 以上;残端切缘距肿瘤应 2cm 以上;尿道残端应比阴茎残端长 1cm,便于重建尿道口,防止新尿道口狭窄。

　　对于年轻患者特别是强烈要求保持直立排尿功能和性生活能力者,在告知残留、复发可能性增大仍要求保留阴茎组织者,可以谨慎选用保留阴茎手术,即用连续切除组织做术中快速病理,确保完全切除肿瘤而尽量保留正常组织。

　　3.阴茎全切除术

　　对于浸润性阴茎癌,肿瘤累及阴茎 1/2 以上,若行阴茎部分切除术后不能保留有功能的阴茎残端,则应行阴茎全切除和会阴部尿道重建。对于阴茎部分切除术后复发、原发阴茎体恶性程度高的阴茎癌也应行阴茎全切除术。

4.区域淋巴结清扫术

阴茎癌主要通过淋巴转移,主要区域淋巴结为腹股沟淋巴结和髂血管淋巴结。由于临床发现半数腹股沟肿大淋巴结为炎性,故阴茎癌原发病灶切除后是否行区域淋巴结清扫术仍存在一定争议。

(1)腹股沟淋巴结清扫术:手术适应证为:①阴茎癌原发病灶切除后连续应用抗生素4周,腹股沟肿大淋巴结无明显改善;②腹股沟淋巴结活检组织学或细胞学证实为转移淋巴结;③原发病灶浸润海绵体,肿瘤细胞分化差;④Ⅱ期以上肿瘤,影像学检查怀疑淋巴结转移。

①标准腹股沟淋巴结清扫术范围:上缘达脐与髂前上棘平面,下缘达股三角顶端,外侧界达髂前上棘内向下到缝匠肌内侧缘,内侧界在腹股沟韧带上前正中线旁3cm,腹股沟韧带下阔筋膜内缘,清除腹股沟区及股管内所有淋巴结、脂肪组织等。

②改良腹股沟淋巴结清扫术范围:内侧界为内收长肌,外侧界是股动脉,上缘达精索,下缘达卵圆窝。对于临床淋巴结阴性或淋巴结轻度肿大而无转移证据的患者可行本术式,术中病理证实淋巴结转移可改行标准淋巴结清扫术。

(2)髂血管淋巴结清扫术:当腹股沟淋巴结转移时须行髂血管淋巴结清扫术;若证实髂血管淋巴结已转移,则不必行本术式,只行姑息性治疗。切除范围为主动脉分叉以下盆筋膜、髂总动脉和髂外血管鞘及周围淋巴脂肪组织。

5.其他治疗

(1)放疗:可选用外照射或近距离放射治疗,不推荐为阴茎癌首选治疗方法。用于局部切除的术前术后辅助治疗,也可用于晚期肿瘤姑息性治疗。放疗急性并发症包括皮肤黏膜水肿、湿性脱皮、排尿困难,晚期并发症包括阴茎坏死、尿道狭窄、纤维质炎等。

(2)化疗:阴茎癌对化疗不太敏感,多用于辅助治疗和联合治疗。常用的化疗药物有平阳霉素(PYM)、环磷酰胺(CTX)、阿霉素(ADM)、甲氨蝶呤(MTX)、长春新碱(VCR)、氟尿嘧啶(5-FU)等。

二、其他阴茎肿瘤

(一)阴茎恶性肿瘤

除阴茎癌外,其他病理类型的阴茎恶性肿瘤均极为少见,主要有以下几类:

1.阴茎恶性黑色素瘤

组织学与皮肤黑色素瘤相同,好发于阴茎头和包皮。临床特点为无痛性点片状皮肤黑色皮损,迅速增大,浸润性生长。病程进展极快,早期血行转移,多在数月至3年内死亡。治疗以阴茎全切除加髂腹股沟淋巴结清扫术为主,辅以综合治疗。

2.阴茎肉瘤

病变好发于阴茎体部,主要表现为阴茎体部肿块,晚期可出现排尿困难、血尿、阴茎异常勃起等,早期可出现血行转移,故治疗为早期行阴茎部分或全切除术,不行髂腹股沟淋巴结清扫术。根据组织来源,可分为血管肉瘤、纤维肉瘤、横纹肌肉瘤、平滑肌肉瘤和卡波西肉瘤等。

3.阴茎转移癌

原发肿瘤病灶常见于膀胱癌、前列腺癌等泌尿生殖系统,临床上见阴茎局部孤立散在硬结,位于海绵体和阴茎头,可出现疼痛、癌肿溃烂以及排尿困难等症状。治疗原发肿瘤同时可考虑行阴茎部分或全切除术。

(二)阴茎良性肿瘤

阴茎良性肿瘤包括慢性炎性细胞浸润或修复性组织再生表现的肿块、结节和癌前病变等,主要包括以下几类:

1.乳头状瘤

由 HPV 感染所致,外观乳头状,不规则分布在阴茎头和包皮上,诊断须靠病理确诊。治疗以激光、电切和包皮环切为主。

2.尖锐湿疣

尖锐湿疣也是由 HPV 感染所致,临床潜伏期为 3 周到 8 个月,好发于阴茎头和包皮内板。初期为淡红色米粒大小新生物,质软,顶端稍尖,可逐渐增多增大,进而呈菜花样,伴出血、脓性分泌物和恶臭。治疗主要以激光、冷冻和鬼臼毒素等。

3.阴茎皮角

好发于阴茎头和包皮,由棘细胞增生致上皮乳头状突起,特征是角化过度,呈坚硬的角状突起,属癌前病变。治疗以局部切除或阴茎部分切除为主,有恶变可能,术后仍需严密随访。

4.阴茎白斑

好发于阴茎头、包皮及尿道口。临床表现为境界清楚的白色斑块,也是由棘细胞增生、角化过度等所致,同阴茎皮角类似,也是癌前病变。治疗原则同阴茎皮角。

5.干性阴茎头炎

阴茎头部慢性硬化萎缩性皮炎,病因未明。临床表现为阴茎头苔藓状硬化,白色斑片状,伴有瘙痒、分泌物、疼痛和尿道梗阻。仍有癌变可能小,治疗以激素药膏、尿道扩张、尿道切开、包皮切开等。

第九章　肾上腺疾病

第一节　原发性醛固酮增多症

　　醛固酮增多症是由肾上腺皮质或异位肾上腺(罕见)分泌过多的醛固酮而引起的高血压和低血钾综合征。醛固酮分泌增多有原发性和继发性之分。原发性醛固酮增多症(简称原醛症)是1954年由Conn JW首次报道的一种以高血压、低血钾、低血浆肾素及高血浆醛固酮水平为主要特征的临床综合征,又称Conn综合征,它是一种继发性高血压,其发病年龄高峰为30～50岁,女性患者多于男性。它是由于肾上腺皮质肿瘤或增生,分泌过多的醛固酮所致,导致潴钠、排钾,体液容量扩张,抑制了肾素-血管紧张素系统,产生以高血压和低血钾为主要表现的综合征,但以腺瘤为多见,故经手术切除肾上腺腺瘤后,原醛症可得到治愈。但是如不能早期诊断和及时治疗,则长期高血压可导致严重的心、脑、肾血管损害。而继发性醛固酮增多症是由肾上腺以外的疾病引起肾上腺分泌过多的醛固酮所致,如肝硬化、充血性心力衰竭、肾病综合征、肾性高血压等。

　　醛固酮是从肾上腺皮质球状带合成与分泌的一种C21类固醇激素,其分子量为360.44Da,它是体内调节水盐代谢的一种重要激素。正常成年人在普食状态下肾上腺皮质球状带细胞的醛固酮分泌率为50～250mg/24h,血浆中醛固酮的浓度为100～400pmol/L。醛固酮作为体内一种主要的盐皮质激素,其生理作用为潴钠排钾。当肾上腺皮质发生腺瘤或增生,使醛固酮自主分泌过多,通过增加肾小管对钠的重吸收产生钠、水潴留而使血容量增加,外周阻力增大;醛固酮还可影响去甲肾上腺素的代谢,使交感神经系统兴奋性增加;促使肾排镁离子增多,综上作用而导致血压升高。醛固酮还通过Na^+-K^+和Na^+-H^+置换而增加K^+、H^+排出,使肾小管排泄钾离子增多而产生尿钾升高、血钾水平降低及代谢性碱中毒。

　　目前认为原醛症可分为以下6大类。

　　(1)肾上腺皮质分泌醛固酮的腺瘤,即Conn综合征,是真正的原醛症。

（2）两侧肾上腺皮质增生，可呈结节性增生，又称特发性或假性醛固酮增多症。

（3）原发性肾上腺皮质增生，其内分泌及生化测定类似腺瘤，肾上腺大部切除可治愈。

（4）分泌醛固酮的肾上腺皮质腺癌。

（5）家族性用糖皮质激素治疗有效的醛固酮增多症，又称为 ACTH 依赖型醛固酮增多症，被认为是常染色体显性遗传，测定血浆 17-去氧皮质酮升高，服用地塞米松 2mg，每日 1 次，3 周后患者血钾、血压、醛固酮分泌量恢复正常，则可确诊。

（6）不定型原醛症，包括异位肾上腺皮质腺瘤及卵巢恶性肿瘤分泌醛固酮所致的醛固酮增多症。

一、临床表现

本病临床主要表现有三大类，均与醛固酮长期分泌过多有关。

1.高血压

几乎所有患者都有高血压，且出现较早，常于低血钾引起的症状群出现之前 4 年左右即出现。一般为中度升高，且以舒张压升高较明显。呈慢性过程，与原发性高血压相似，但降压药物治疗效果较差。其发病原理与醛固酮分泌增多引起钠潴留和血管壁对去甲肾上腺素反应性增高有关。在晚期病例则更有肾小球动脉硬化和慢性肾盂肾炎等因素加入，致使肿瘤摘除后血压仍不易完全恢复正常。长期高血压常引起心脏扩大甚至心力衰竭。

以下两组症群可能主要由低血钾引起，但尚有其他电解质如钙、镁代谢紊乱的因素参与。

2.神经肌肉功能障碍

（1）神经肌肉软弱和麻痹：一般地说，血钾越低，肌病越重。劳累、受冷、紧张、腹泻、大汗、服用失钾性利尿药（如氢氯噻嗪、呋塞米）均可诱发。往往于清晨起床时发现下肢不能自主移动。发作轻重不一，主要影响到躯干和下肢，重者可波及上肢，有时累及呼吸肌。脑神经支配肌肉一般不受影响。发作时呈双侧对称性弛缓性瘫痪。开始时常有感觉异常、麻木或隐痛。呈周期性发作，可以数小时至数日，甚至数周，多数为 4～7d。轻者神志清醒，可自行恢复。严重者可致昏迷，应尽早抢救。发作频率自每年几次到每周、每日多次不等。当累及心肌时有期前收缩、心动过速等心律失常，甚至伴血压下降，偶见室颤。心电图示明显低血钾图形，T 波变平或倒置、U 波增大 ST 段下降、P-R 间期延长。

（2）阵发性手足搐搦及肌肉痉挛：见于约 1/3 的患者，伴有束臂加压征

(Trousseau 征)及面神经叩击征(Chvostek 征)阳性。可持续数日至数周。可与阵发性麻痹交替出现。发作时各种反射亢进。低血钾时神经肌肉应激功能降低而肌肉麻痹。当补钾后应激功能恢复而抽搐痉挛。这种症状与失钾、失氯使细胞外液及血循环中氢离子减低(碱中毒)后钙离子浓度降低,镁负平衡有关。

3.失钾性肾病和肾盂肾炎

长期失钾,肾小管近段发生病变,水分再吸收的功能降低,尿液不能浓缩,比重多在 1.015 以下,因而出现烦渴、多饮、多尿,尤以夜尿增多显著。钠潴留亦可刺激下视丘司渴中枢而引起烦渴。由于细胞失钾变性,局部抵抗力减弱,常易诱发逆行性尿路感染,并发肾盂肾炎。有慢性肾盂肾炎时尿中可见白细胞和脓血胞。

虽然大部分病例均由肾上腺皮质腺瘤引起,但术前仍应尽可能明确定性和定位诊断,以利手术和治疗。

二、诊断

1.定性诊断

(1)血生化检查:①血钾:确定有无低血钾对本病诊断有重要意义。为确保测定结果可靠,检查前应停用利尿药 3～4 周。有人主张在检查期间,每日口服氯化钠 6g(分 3 次口服)共 5～7d,并需连续多次测定才更可靠。血钾可降至 2.0～3.0mmol/L,最低可降至 1.4mmol/L。但是,本病早期低血钾的临床症状常不存在,甚至血钾也在正常范围内,此时仅可从醛固酮分泌率增快、血浆肾素活性偏低及高血压才疑及此病。数年后才发展成间歇性低钾血症期,伴应激后发生阵发性肌无力及麻痹表现。至较晚期才发展为持续性低血钾伴阵发性麻痹症状。尤其是肾小管病变更是长期低血钾的后果。因此,低钾血症是随病情加重而逐渐明朗化的。②血氯化物:常低于正常值。③血钠:有轻度增高。④二氧化碳结合率:常上升,提示代谢性碱中毒。⑤血浆 pH 常偏高,可达 7.6。⑥钙、磷:大多正常。有搐搦者游离钙常偏低。⑦镁:正常血镁(0.85±0.15)mmol/L。患者可轻度降低。⑧糖耐量试验:由于失钾,抑制了胰岛素的分泌,口服葡萄糖耐量试验可呈糖耐量减低。⑨静脉血浆中醛固酮测定:正常人卧位为(5.2±2)μg/dl。本病患者明显升高,肾上腺皮质肿瘤者尤为明显。⑩血浆 18-羟皮质酮(18-OH-B)或 18-羟皮质醇(18-OH-F)水平:醛固酮腺瘤及特发性醛固酮增多症患者血中醛固酮的前体——18-OH-B、18-OH-F 水平明显增高,血浆 18-OH-B 水平多>2.7mmol/L(100ng/dl),而 IHA 和原发性高血压患者则低于此水平。

(2)尿:①尿量增多。尿常规比重减低,且趋向固定。常呈碱性或中性,有时有尿路感染表现。②尿钾。在普通饮食时虽有低血钾，但尿钾仍较多，为 25～30mmol/24h，是本病的特征。③尿醛固酮。常高于正常(10μg/24h)。但尿醛固酮排出量受许多因素影响，测定时应固定钠、钾的摄入量(钠 160mmol/d，钾 60mmol/d)。并反复多次测定才可靠。当血钾严重降低时，尿醛固酮排出增多则不明显。对尿醛固酮排出量正常者则必须补钾后再测尿醛固酮、醛固酮分泌率或静脉血浆醛固酮，若增高则有诊断价值。

(3)钾负荷试验：在普通饮食条件下(钠 160mmol/d，钾 60mmol/d)，观察 1 周，可发现钾代谢呈负平衡。继之补钾 1 周，每日增加钾 100mmol，但仍不能纠正低钾血症。而其他原因所致的低血钾者，血钾却有明显的升高。

(4)食物中钠含量改变对钾代谢的影响。

①低钠试验：正常人当食物中氯化钠摄入为 20～40mmol/d，1 周后，尿醛固酮增高，尿钠降低，但尿钾不降低。但在原醛症者，由于继续贮钠排钾，则尿钠降低，原已增高的醛固酮不再进一步升高，而尿钾也同时降低。尿钾降低的原因是由于尿钠降低，限制了与钾的交换。

②高钠试验：对病情轻、血钾降低不明显的疑似原醛症患者，可做高钠试验。每日摄钠 240mmol，共 1 周。如为轻型原醛症则由于大量钠进入远曲小管并进行离子交换，使尿钾排出增加，血钾将更降低。对严重低血钾的典型病例不应做高钠试验，以免加重病情。

(5)螺内酯(安体舒通)治疗试验：此药可拮抗醛固酮在肾小管中对电解质的作用而改善症状，但尿醛固酮排量仍显著增高。方法是每日分 3～4 次口服螺内酯 300～400mg，连续 1～2 周或以上。患者服药后血钾升高恢复正常，血压下降至正常。继发性醛固酮增多症的患者结果与原醛症相同。

(6)卡托普利(开博通)试验：卡托普利是一种血管紧张素转化酶抑制药，可抑制正常人的血管紧张素Ⅰ向Ⅱ转换，从而减少醛固酮的分泌，降低血压。为避免盐水滴注试验增加血容量而加重病情的危险，可推荐采用卡托普利试验。具体做法如下，于普食、卧位过夜，如排尿则应于次日早晨 4 时以前，早晨 4～8 时应保持卧位，于早晨 8 时空腹卧位取血并测血压，取血后立即口服卡托普利 25mg，然后继续卧位 2h，于上午 10 时卧位取血并测血压。血标本的处理、保存和测定与卧、立位试验一样。在正常人或原发性高血压患者，服卡托普利后血浆醛固酮水平被抑制到 15ng/dl(416pmol/L)以下，而原醛症患者的血浆醛固酮则不被抑制，该试验诊断原醛症的灵敏度为 71%～100%，特异度为 91%～100%。

(7)血浆醛固酮、肾素活性、血管紧张素Ⅱ测定及卧、立位醛固酮试验：原醛症患者的血浆醛固酮水平增高而肾素分泌被抑制,测定卧、立位血浆醛固酮、肾素活性及血管紧张素Ⅱ的方法如下,于普食卧位过夜,如排尿则应于次日早晨4时以前,早晨4～8时应保持卧位,于早晨8时空腹卧位取血,取血后立即肌内注射呋塞米40mg(明显消瘦者按0.7mg/kg体重计算,超重者亦不超过40mg),然后站立位活动2h,于上午10时立位取血。如患者不能坚持站立2h,则只测定卧位;如患者在站立过程中有不适或晕厥时,则立即让患者躺下、抽血及结束试验,必要时可静脉输液予以治疗。抽血后血标本应在低温下(4℃)放置,经分离血浆后,于－20℃保存至测定前,血浆醛固酮、肾素活性及血管紧张素Ⅱ水平分别用放射免疫分析法进行测定。需强调的是目前国内实验室均测定的是血浆肾素活性(PRA),而不是直接肾素浓度测定。

利尿药、血管紧张素转化酶抑制药、米诺地尔(长压定)可增加肾素的分泌,而阻断药却明显抑制肾素的释放。年龄、性别、月经周期、妊娠期、日内、日间变化,食物钠、钾摄入量,体位、降压利尿药等因素均可影响醛固酮、肾素活性及血管紧张素Ⅱ的测定。因此测定前,在保证患者安全的情况下,应尽可能地停用治疗药物2～4周,同时患者应进正常钠、钾含量的饮食。

(8)地塞米松抑制试验:用于诊断糖皮质激素可抑制性醛固酮增多症患者。在此类患者中,因醛固酮增多可被小剂量糖皮质激素持久抑制,故口服地塞米松2mg/d,服药3～4周或以后,醛固酮可降至正常,低肾素活性、高血压及低血钾等症状可被改善并恢复至正常或接近正常。长期应用小剂量地塞米松(如0.5mg/d)即可使患者维持正常状态,因此地塞米松抑制试验是诊断糖皮质激素可抑制性醛固酮增多症的主要依据。

2.定位诊断

当原醛症的定性诊断明确后,需进一步鉴别醛固酮腺瘤和特发性醛固酮增多症,因其治疗方法明显不同,醛固酮腺瘤需手术治疗,特发性醛固酮增多症则需用药物治疗。由于引起原醛症的肾上腺皮质腺瘤大多比较小,B超、CT、MRI及核素标记[131]I-19-碘化胆固醇做肾上腺扫描等辅助检查对肿瘤定位有帮助,但有遗漏小腺瘤的可能。选择性肾上腺静脉造影不但能显示肾上腺的影像,还可通过静脉导管采血测定醛固酮,以明确定位。但有肾上腺出血、肾上腺周围黏连、下肢血栓性静脉炎等并发症可能。

常用的定位诊断方法有以下几种。

(1)B超:直径<1cm的肾上腺肿瘤B超常难以发现。

（2）肾上腺 CT 扫描：为首选的无创性定位方法，其诊断醛固酮腺瘤的符合率为 70%～90%，近年来随着 CT 机器性能的提高，扫描技术的进步，采用连续薄层（2～3mm）及注射造影剂增强扫描，使醛固酮腺瘤的诊断阳性率明显提高。

（3）肾上腺核磁共振显像（MRI）：MRI 因价格昂贵，且对较小的醛固酮腺瘤的诊断阳性率低于 CT 扫描，故临床上不应作为首选的定位方法。

（4）^{131}I-19-碘化胆固醇肾上腺核素显像：核素显像对腺瘤、癌和增生的鉴别有较大帮助，如一侧肾上腺显示放射性浓集区，提示该侧有醛固酮肿瘤的可能；如双侧显示，提示双侧增生或双侧腺瘤可能。

（5）肾上腺静脉血浆醛固酮水平测定：采用下腔静脉插管分段取血并分别检测两侧肾上腺静脉醛固酮浓度，如操作成功，并能准确插入双侧肾上腺静脉，则腺瘤侧醛固酮明显高于对侧，其诊断符合率可达 95%～100%。因该操作复杂，需特殊设备，且为侵入性检查及有肾上腺出血的危险，近年来随着 CT 扫描技术的提高，此项检查已较少使用。

3.诊断标准

当血浆醛固酮水平及尿醛固酮排量明显增加，同时血浆肾素活性及血管紧张素水平受到严重抑制时，有助于原醛症的确诊。1969 年 Conn 曾提出诊断原醛症的 3 项标准如下。

（1）高醛固酮：醛固酮分泌增多，且不被高钠负荷产生的高血容量所抑制。

（2）低肾素：肾素分泌受抑制，且不因立位及低钠刺激而增高。

（3）正常皮质醇：尿 17-羟皮质类固醇或皮质醇水平正常。

Conn 认为不论有无低血钾，凡符合上述条件均可诊断，其诊断符合率达 94%。

（4）血浆肾素活性（PRA）：低 PRA 水平且不因低钠、脱水或站立体位等刺激而增高，为诊断原醛症的标准之一，但有一定局限性，因约 35% 的原醛症患者在上述刺激时 PRA 水平可升高，而 40% 的原发性高血压患者的 PRA 也可被抑制。

（5）血浆醛固酮水平：原醛症患者的血浆醛固酮水平升高，但部分原醛症和原发性高血压患者的血浆醛固酮浓度（PAC）有重叠，因此，仅用 PAC 来作为筛选试验是不够的。为了提高 PAC 和 PRA 测定的诊断符合率，目前大多数学者提出用 PAC 与 PRA 的比值（PAC/PRA）来鉴别原醛症或原发性高血压，如 PAC(ng/dl)/PRA[ng/(ml·h)]＞25，高度提示原醛症的可能，而 PAC/PRA＞50，则可确诊原醛症。如果同时运用下述标准，PAC/PRA＞30，PAC＞20ng/dl，其诊断原醛症的灵敏性为90％,特异性为91％。但是腺瘤也和正常人一样,其醛固酮分泌可有波动,因此计算 PAC/PRA 比值时,最好用立位 2h 测定值,其诊断符合率较卧位值高。

诊断原醛症最好的单次试验是在盐负荷条件下测定 24h 尿醛固酮水平,大多数患者可与原发性高血压鉴别,原醛症患者血、尿醛固酮浓度测定值与原发性高血压患者的重叠率分别为39％或7％。

由于严重低血钾本身可明显减少醛固酮的合成,并能使升高的醛固酮降至正常,因此最好在低血钾纠正后再测定醛固酮水平。

三、鉴别诊断

1.肾上腺腺瘤(APA)与增生(IHA)的鉴别

(1)症状与体征:一般来说,APA 患者的高血压、低血钾的症状及体征较 IHA 患者严重,血浆醛固酮水平也较高,PRA 受抑制更明显。

(2)体位变化:大多数 IHA 患者在站立 2～4h 或以后,因肾血流量减少而使 PRA、醛固酮轻度升高;而大多数 APA 患者的醛固酮分泌却对体位变化缺乏反应,或随 ACTH 分泌节律的变化而减少,因此血浆醛固酮水平在早上 8 时时升高,在中午时降低,但 PRA 仍受抑制,体位试验的诊断符合率为 60％～85％。有 25％～42％的 APA 患者对直立体位或输注血管紧张素Ⅱ表现为阳性反应,即血浆醛固酮水平可随站立体位而增高,故称为对肾素有反应的醛固酮分泌腺瘤或血管紧张素Ⅱ反应性腺瘤。

(3)血浆 18-羟皮质酮(18-OH-B)或 18-羟皮质醇(18-OH-F):APA 及 PAH 患者的血浆 18-OH-B 或 18-OH-F 水平明显增高,而 IHA 和原发性高血压患者则降低。

(4)地塞米松抑制试验:糖皮质激素可抑制性醛固酮增多症患者的醛固酮过量分泌可被小剂量糖皮质激素持久抑制,而 APA 及 IHA 患者,其血浆醛固酮水平仅暂时能被地塞米松所抑制,但抑制时间一般不会长于 2 周。

(5)肾上腺影像学检查:进行肾上腺 CT 或 MRI 等影像学检查,可鉴别肾上腺腺瘤或增生。

2.高血压、低血钾的鉴别

临床上发现有高血压、低血钾的患者,除进行原醛症的确诊检查外,应与下列疾病进行鉴别。

（1）原发性高血压：长期服用噻嗪类排钾利尿药的原发性高血压患者，可出现低血钾而不易与原醛症进行鉴别。一般来说，可先停用利尿药或含利尿药的降压药2～4周，观察血钾变化，如为利尿药引起，则停药后血钾可恢复正常。此外，详细询问病史及高血压家族史，测定血浆醛固酮、肾素活性水平，必要时可行肾上腺CT扫描、卡托普利试验等，对鉴别原醛症与原发性高血压均有较大帮助。

（2）继发性醛固酮增多症：因肾血管、肾实质性病变引起的肾性高血压，急进型、恶性高血压致肾缺血，均可产生继发性醛固酮增多症，其中大部分患者也可有低血钾。但其高血压病程进展较快，眼底改变较明显，肾动脉狭窄时腹部可闻到血管杂音，恶性高血压者常有心、脑、肾并发症，测定血浆醛固酮及肾素活性水平均增高；而原醛症为高醛固酮，低肾素活性。故从病史、体征及肾功能化验、血浆醛固酮、肾素活性等测定亦不难予以鉴别。此外，肾血流图、肾血管多普勒超声检查、卡托普利肾图、肾动脉造影等均可以帮助确诊肾动脉狭窄。

（3）肾疾病：①低钾性肾病。如低钾性间质性肾炎、肾小管酸中毒、Fanconi综合征等肾疾病，因有明显的肾功能改变及血pH的变化，且为继发性醛固酮增多，而不难与原醛症进行鉴别。②Liddle综合征，是一种少见的常染色体显性遗传性家族性疾病，因远端肾小管及集合管的上皮细胞钠通道的调控序列发生突变，导致钠通道被过度激活，引起钠重吸收增加，细胞外液容量扩张，钠、钾离子转运异常，表现为肾潴钠过多综合征，高血压、低血钾、碱中毒、尿钾排泄增多，但醛固酮分泌正常或稍低于正常，口服醛固酮拮抗药螺内酯（安体舒通）不能纠正低钾血症，仅有肾小管钠离子转运抑制药氨苯蝶啶才可使尿排钠增加，排钾减少，血压恢复正常。故可用上述两种药物的治疗效果来进行鉴别。③肾素瘤，是一种因肾产生分泌肾素的肿瘤而致高肾素，高醛固酮的继发性醛固酮增多症，多见于青少年。测定血浆醛固酮水平及肾素活性，行肾影像学检查等则可确诊。

（4）雌激素及口服避孕药所致高血压：因雌激素可通过激活肾素-血管紧张素系统而刺激醛固酮分泌，引起高血压、低血钾，故鉴别诊断主要依据病史、服药史以及停药后上述改变可恢复正常来进行判断。

3.与肾上腺疾病的鉴别

（1）皮质醇增多症：因肾上腺肿瘤或增生而分泌大量皮质醇，临床上也可出现高血压、低血钾，但此症有典型的向心性肥胖及其他高皮质醇血症的体征，且血、尿皮质醇水平增高，因此可与原醛症进行鉴别。

（2）异位ACTH综合征：常见于支气管燕麦细胞癌、类癌、小细胞肺癌、胸腺类癌等恶性肿瘤患者，由于肿瘤组织产生ACTH样物质刺激肾上腺，引起肾上腺皮质增生,临床上出现高血压、低钾血症,但此类患者一般有原发病的症状和体征,也不难予以鉴别。

(3)先天性肾上腺皮质增生(CAH):在肾上腺类固醇激素合成过程中,由于11b 或 17a-羟化酶缺乏时,醛固酮的合成减少,但去氧皮质酮(DOC)、皮质酮(B)、18-羟去氧皮质酮(18-OH-DOC)及 18-羟皮质酮(18-OH-B)的生成增加,临床上出现盐皮质激素增多所致的高血压、低血钾等症状,但因同时也存在性激素合成障碍而表现为性腺发育异常,如原发闭经、假两性畸形等。因此,从病史、体征、染色体及实验室检查等可予以鉴别。

(4)肾上腺去氧皮质酮(DOC)或皮质酮(B)分泌瘤:因肾上腺肿瘤分泌大量DOC 而产生盐皮质激素性高血压,临床表现为血压高、血钾低,但此肿瘤瘤体通常较大并多为恶性,有的可分泌雄激素或雌激素而在女性出现多毛、在男性出现女性化表现,其皮质醇分泌正常,有的患者可有水肿。由于 DOC 水平明显升高,抑制肾素及醛固酮,CT 扫描可提示肾上腺肿瘤。因此,对低醛固酮、低肾素的肾上腺肿瘤应注意鉴别是否为肾上腺去氧皮质酮或皮质酮分泌瘤。

四、治疗

1.手术治疗

醛固酮腺瘤的治疗方法是切除肾上腺醛固酮肿瘤。术前补充钾及口服螺内酯。螺内酯 120~480mg/d;每日 3 次口服,服用 2~4 周或以后使血压及血钾达正常范围后手术。因绝大多数病例由肾上腺皮质腺瘤所致,切除肿瘤可望完全康复。如由双侧肾上腺增生引起,则需做肾上腺次全切除(一侧全切除,另一侧大部分切除)。也可先切除一侧肾上腺,如术后仍不恢复,再做对侧大部或半切除。其效果不如腺瘤摘除病例。腺癌及病程较久已有肾功能严重损害者,预后较差。

2.药物治疗

对于不能手术的肿瘤并且以及特发性增生性患者(未手术或手术后效果不满意),宜用螺内酯治疗,用法同手术前准备,长期应用螺内酯可出现男子乳腺发育、阳痿、女性月经不调等不良反应,可改为氨苯蝶啶或阿米洛利,以助排钠潴钾。必要时加降压药物,对 ACTH 依赖型应用地塞米松治疗,每日约 1mg。

钙通道阻滞药可使一部分原醛症患者醛固酮产生量减少,血钾和血压恢复正常,因为醛固酮的合成需要钙的参与,对继发性醛固酮增多症患者,血管紧张素转化酶抑制药也可奏效。先天性醛固酮增多症则不能用手术治疗,可试用地塞米松(氟美松)等药物。

第二节 肾上腺嗜铬细胞瘤

一、概述

嗜铬细胞瘤是一种较少见的疾病,但它却是肾上腺髓质的最主要疾病。患者可因高血压造成严重的心、脑、肾血管损害,或因高血压的突然发作而危及生命;但是如能早期、正确诊断并行手术切除肿瘤,它又是临床可治愈的一种继发性高血压。

(一)发病机制

嗜铬细胞瘤的典型症状是阵发性高血压或持续性高血压阵发性加重、心悸和大汗,严重者以高血压危象、急性左心衰竭、脑出血等并发症为首发症状。临床常见表现是继发性高血压,高血压发作时伴有头痛、心悸和多汗三联征最富有诊断意义,但少数病例可无任何症状。实验室检查,包括血浆和尿中儿茶酚胺及其代谢产物的定量分析对于嗜铬细胞瘤的诊断具有非常重要的意义。影像学检查在肿瘤的定位、筛查、良恶性的鉴别及分期等方面具有十分重要的价值。随着临床诊断水平及检测技术的提高,肾上腺嗜铬细胞瘤的术前诊断率已明显提高。

嗜铬细胞瘤是由神经嵴起源的嗜铬细胞产生的肿瘤,属 APUD 系列,这些肿瘤合成、贮存和释放大量儿茶酚胺(CA),表现为高儿茶酚胺血症,引起持续性或阵发性高血压和多个器官功能及代谢紊乱,故近年来有的学者又称其为儿茶酚胺分泌瘤。90%的嗜铬细胞瘤来源于肾上腺,但由于神经嵴起源的嗜铬细胞可分布在颈动脉体、主动脉化学感受器、交感神经节、嗜铬体等肾上腺外部位,包括腹主动脉两旁、输尿管末端的膀胱壁、胸腔、心肌、颈动脉体及颅脑等处。故肾上腺外的嗜铬细胞瘤又可按其解剖部位不同而称为副神经节瘤、化学感受器瘤、颈动脉体瘤或膀胱嗜铬细胞瘤等。嗜铬细胞瘤除产生肾上腺素(E)和去甲肾上腺素(NE)外,还可分泌嗜铬粒蛋白、促肾上腺皮质激素、促肾上腺皮质激素释放激素、生长激素释放激素、降钙素基因相关肽、心钠素等多种肽类激素,也可并发其他内分泌系统肿瘤,引起多种内分泌功能失调。儿茶酚胺几乎影响体内每一组织和器官,它通过靶细胞膜上的特异受体,即 α_1、α_2、β_1、β_2、多巴胺-1(DA1)及多巴胺-2(DA2)等不同的肾上腺能受体亚型,在全身多个系统中发挥不同的生理学效应。

(二)嗜铬细胞瘤的病理改变

嗜铬细胞瘤来源于肾上腺髓质的嗜铬细胞,瘤细胞可分泌肾上腺素。病理组织学上肿瘤通常呈圆形,有完整包膜,血管丰富,其内常有出血和坏死。显微镜下可见细胞形态怪异,呈多角形细胞巢,伴有致密大核或多核,血管丰富,胞质偏嗜碱性,不管组织学形态如何,肿瘤若未侵犯包膜或转移,可看作为良性。电镜下肿瘤细胞质中可见大量含肾上腺素及去甲肾上腺素的神经分泌颗粒。免疫组织化学染色 CgA、NSE、S-100 蛋白、Syn 表达阳性。嗜铬细胞瘤是一种"10%"肿瘤,约 10%是肾上腺以外的,约 10%是恶性的,约 10%是双侧性的。除了肾上腺,肿瘤可见于腹膜后沿着主动脉旁交感神经链的嗜铬组织、颈动脉体、主动脉旁交感神经节、肠胃-泌尿系统、脑、心包和皮样囊肿里。

(三)临床表现

当嗜铬细胞瘤阵发或持续性地分泌释放大量儿茶酚胺,作用在不同组织上的 α 和(或)β 肾上腺能受体时,可产生不同的效应。由于上述不同的分泌方式、肿瘤的大小、E 和 NE 分泌量的多少及比例不同等差异,使嗜铬细胞瘤的临床表现多种多样。

1.高血压

嗜铬细胞瘤患者最常见的临床症状即是血压增高,由于肿瘤分泌 E 及 NE 的方式不同,高血压可表现为阵发性、持续性或在持续性高血压的基础上阵发性加重。有 50%～60%的患者为持续性高血压,其中有 50%患者呈阵发性加重;40%～50%的患者为阵发性高血压,发作持续的时间可为几分钟、几小时或数天不等;开始时发作次数较少,以后逐渐发作频繁,可由数周或数月发作 1 次逐渐缩短为每天发作数次或 10 余次;其血压明显升高,收缩压可达 26.7～40kPa(200～300mmHg),舒张压可达 20～24kPa(150～180mmHg)或以上。阵发性高血压发作是嗜铬细胞瘤患者的特征性表现,平时血压正常,而当体位变换、压迫腹部、活动、情绪变化或排大、小便等时可诱发发作。有的患者病情进展迅速,严重高血压发作时可出现眼底视网膜血管出血、渗出、视盘水肿、视神经萎缩以致失明,甚至发生高血压脑病或心、肾严重并发症而危及生命。嗜铬细胞瘤患者高血压发作时,一般降压药治疗常无明显效果。也有部分阵发性高血压病患者由于发作时间很短,甚至持续不到 1min 而不易观测到发作时的血压,故给临床诊断带来困难。近年来随着 24h 动态血压监测仪的临床应用,对短暂发作的血压增高可进行及时记录,而为嗜铬细胞瘤患者提供了诊断手段。

2.头痛、心悸、多汗三联征

嗜铬细胞瘤高血压发作时最常见的伴发症状为头痛、心悸、多汗,其发生率分别为 59%～71%、50%～65%、50%～65%。因血压突然升高而出现剧烈头痛,甚至呈炸裂样,患者往往难以忍受;心悸常伴有胸闷、憋气、胸部压榨感或濒死感,患者感到十分恐惧;有的嗜铬细胞瘤患者平时即怕热及出汗多,发作时则大汗淋漓、面色苍白、四肢发凉。近年来较多学者认为高血压发作时伴头痛、心悸、多汗三联症,对嗜铬细胞瘤的诊断有重要意义,其特异性及灵敏性均为90％以上。

3.直立性低血压

大多数持续性高血压的嗜铬细胞瘤患者,在治疗前常出现明显的直立性低血压,其原因可能与长期儿茶酚胺水平增高而使血管收缩、循环血容量减少、肾上腺能受体降调节、自主神经功能受损致反射性外周血管收缩障碍等多因素有关。有报道约40％的伴直立性低血压的嗜铬细胞瘤患者有低血浆容量;也有极少数患者的低血压是因肿瘤主要分泌多巴和多巴胺而使血管扩张所致。高血压患者伴有直立性低血压及头痛、心悸、多汗三联征时,其诊断嗜铬细胞瘤的特异性可高达95％。但是嗜铬细胞瘤患者在接受α受体阻断药及扩容治疗后,随着血压降低,直立性低血压亦明显减轻。

4.嗜铬细胞瘤高血压危象

当嗜铬细胞瘤患者的血压时而急剧增高,时而骤然下降,出现大幅度波动,即高、低血压反复交替发作,甚至出现低血压休克时,称为嗜铬细胞瘤高血压危象发作。有的患者可同时伴有全身大汗、四肢厥冷、肢体抽搐、神志不清及意识丧失,有的患者在高血压危象时发生脑出血或急性心肌梗死。其发病机制可能与嗜铬细胞瘤突然大量分泌、释放儿茶酚胺并作用于血管舒缩中枢,影响血管运动反射;特别是当肿瘤分泌大量 E,兴奋 β 肾上腺能受体时可产生较强的血管舒张效应;此外,由于血管收缩,加之大量出汗,造成血容量减少;长期高浓度儿茶酚胺损害心肌致儿茶酚胺心肌病、心力衰竭;肿瘤内坏死、出血或栓塞以及与体内多种调节血压的激素水平发生动态变化等因素有关。

5.代谢紊乱

嗜铬细胞瘤分泌大量儿茶酚胺可引起糖代谢功能障碍,肾上腺素和去甲肾上腺素在体内可促进肝糖原、肌糖原分解及糖原异生;抑制胰岛素分泌及对抗内源或外源性胰岛素的降血糖作用,而使血糖升高。因此嗜铬细胞瘤患者高血压发作时可伴有血糖增高,有的患者可出现糖耐量减退或糖尿病,甚至发生糖尿病酮症酸中毒。

肿瘤分泌大量 E 和 NE 还可引起其他代谢紊乱,如促进脂肪分解,使血中自由脂肪酸浓度升高;增加代谢率,患者可有怕热、多汗、体重减轻等代谢增高的症状和体征;部分患者平时为低热,当血压急剧上升时体温亦随之增高,有时可达38～

39℃,并伴有白细胞增高而被误诊为感染性疾病。

6.其他系统的症状

(1)心血管系统:嗜铬细胞瘤患者由于长期高儿茶酚胺水平,使心肌细胞出现灶性坏死、变性、心肌纤维化而引起儿茶酚胺心肌病,此外,还可出现多种心律失常、心肌缺血或梗死、甚至心功能不全等心血管疾病症状。在主要分泌 E 的嗜铬细胞瘤患者中,临床表现可仅有收缩期高血压,也有的患者为低血压,此外,还可有心动过速、心律失常和(或)非心源性肺水肿等不同的发作症状及体征。

(2)消化系统:高血压发作时患者常有恶心、呕吐等胃肠道症状;长期高浓度儿茶酚胺使肠蠕动减慢而出现便秘、结肠扩张,甚至肠梗阻;还可发生胃肠道壁内血管增殖性或闭塞性动脉内膜炎而致腹痛、肠梗死、溃疡出血、穿孔、腹膜炎等;儿茶酚胺可使胆囊收缩力减弱、胆汁潴留致胆石症;如肿瘤位于盆腔或直肠附近,用力排大便时因腹压增加可诱发高血压发作。

(3)泌尿系统:约 1% 的嗜铬细胞瘤位于膀胱,又称为膀胱嗜铬细胞瘤,它来源于膀胱壁内交感神经系统的嗜铬组织,其中 40% 在膀胱三角区。如果肿瘤瘤体较大并与肾紧邻时,可使肾位置下移或压迫血管而致肾动脉狭窄。长期、严重的高血压可使肾血管受损、肾功能不全,有的患者在高血压发作时可出现蛋白尿。如肿瘤位于膀胱壁,患者可有血尿并且排尿时可诱发高血压发作。

(4)神经系统:有些患者在高血压发作时有精神紧张、烦躁、焦虑,甚至有恐惧或濒死感,有的患者可出现晕厥、抽搐,症状性癫痫发作等神经、精神症状。

(5)内分泌系统:多发性内分泌腺瘤病(MEN)Ⅱ型中,除嗜铬细胞瘤外,可同时或先后发生甲状腺髓样癌、甲状旁腺功能亢进症;或合并有 MEN-Ⅰ型的疾病如垂体瘤、胰腺肿瘤等而组成 MEN 混合型,此时可表现出相应疾病的临床症状和体征。

(6)腹部肿块:约 15% 的病例在腹部可触及肿块,如瘤体内有出血或坏死时则在相应部位出现疼痛等症状,出血多时可有血压下降。在给高血压患者,特别是同时患有糖尿病的患者做腹部检查发现肿块时,应高度怀疑嗜铬细胞瘤,尤其是轻轻按压腹部肿块而使血压明显升高时,更支持该病的诊断。但应注意按压肿瘤时为避免高血压危象发作,应准备好抢救药品及物品。

总之,临床症状是诊断肾上腺嗜铬细胞瘤的重要线索,高血压是其主要表现,临床常表现为持续性或阵发性高血压,常伴有头痛、呕吐、大汗淋漓、面色潮红等症状。体位改变、腹压增高、劳累、麻醉、手术或某些药物可成为诱因。上述因素可使瘤体突然释放大量儿茶酚胺入血液循环而引起症状。有的还引起高代谢、高血糖、发热等症状,严重者有心脑血管病变。

(四)诊断

生化检查是定性诊断肾上腺嗜铬细胞瘤的重要依据。目前常用的是测定尿 VMA,其具有价格低廉,操作简便,特异度高等优点,但由于灵敏度低,易出现假阴性,尤其是在高血压未发作期间所测。综合和合理地运用各种影像学检查方法可提高肾上腺细胞瘤的定位诊断水平。

近年来,随着对嗜铬细胞瘤认识的提高,典型的肾上腺嗜铬细胞瘤的诊治方法已逐渐被临床医生所掌握,对持续性和阵发性高血压伴有血尿儿茶酚胺升高或 24h 尿 VMA 升高者,均应考虑到嗜铬细胞瘤的可能。尿 VMA 及血尿儿茶酚胺的测量是肾上腺嗜铬细胞瘤定性诊断的最可靠的实验室检查之一,在影像学方面若 B 超或 CT 检查提示肿瘤超过 4cm 且患者无其他相关的内分泌疾病的症状或肿瘤在 MRI T_2 加权像上呈现高强度信号,则嗜铬细胞瘤的可能性极大。近年来 I-MIBG 对嗜铬细胞瘤的诊断准确率高达 95%以上。目前通过 B 超、CT、MRI 和核素 I-MIBG 的检查,并将这些结果进行综合分析,可将肾上腺嗜铬细胞瘤的定性检查阳性率提高到 90%以上。一般来讲,B 超及 CT 已能较好地解决定位诊断问题,而 I-MIBG 则对双侧肾上腺嗜铬细胞瘤以及静止型嗜铬细胞瘤的诊断更具临床意义。术前行 B 超及 CT 或 MRI 的定位检查,对明确肿瘤大小,与周围脏器及大血管的关系,对手术方式及手术的难易度做出充分评估。

1.定性诊断

实验室测定血浆和尿的游离儿茶酚胺(CA)及其代谢产物如 VMA 是传统诊断嗜铬细胞瘤的重要定性诊断方法。由于肿瘤儿茶酚胺的释放入血是呈间歇性的,直接检测易出现假阴性。但 24h 尿儿茶酚胺仍是目前定性诊断的主要生化检查手段,对于结果阴性而临床高度可疑者建议重复多次和(或)高血压发作时留尿测定,阴性不排除诊断。

由于儿茶酚胺在瘤细胞内的代谢呈持续性,其中间产物甲氧基肾上腺素类物质(MNs)可持续释放入血,血浆游离 MNs 和尿分馏的甲氧肾上腺素的诊断敏感性优于儿茶酚胺的测定。通过测定血及尿 MNs,对于嗜铬细胞瘤的定性诊断具有重要参考价值。

(1)激素及代谢产物测定:在嗜铬细胞瘤的定性诊断中,测定血浆或尿游离儿茶酚胺(包括去甲上腺素、肾上腺素、多巴胺)及其代谢产物的浓度具有很重要的意义。

①尿儿茶酚胺测定:正常人尿儿茶酚胺排泄量呈昼夜周期性变化,即白昼的排

泄量高于夜间,并在活动时排量增多。大多数嗜铬细胞瘤患者在发作或不发作时的尿儿茶酚胺均明显增高,往往>1500nmol/d(250mg/d),但少数阵发性高血压病患者,在不发作时尿儿茶酚胺水平可正常,故对此类患者应收集高血压发作时的尿来进行测定。有时因发作时间很短,尿儿茶酚胺排量短暂增高,如仍留24h尿则可被全日尿量所稀释而测定值正常,故应收集发作一段时间(如2~4h)的尿测定儿茶酚胺排量,并与次日不发作时的同样时间和同样条件下收集的尿所测定的儿茶酚胺值比较,如明显增高则应进一步检查以帮助诊断。有的患者需多次留尿进行测定,或在24h动态血压监测下,分段留尿,观察儿茶酚胺排量与血压的关系。留尿时间应准确,于收集尿标本的容器中应加入6N HCl使其尿pH<3.0,并放置在低温下以保持儿茶酚胺测定的稳定性。由于尿儿茶酚胺的排量受尿量及肾功能的影响,特别与肌酐清除率有关,因此在测定尿儿茶酚胺的同时最好应测定肌酐值来进行校对。24h尿儿茶酚胺的正常值因各实验室的测定方法不同而有差异。

②尿VMA或HVA排量测定:VMA即3-甲氧基,4-羟基扁桃酸,是去甲肾上腺素及肾上腺素的最终代谢产物,HVA即高香草酸,是多巴胺通过儿茶酚甲基转移酶(COMT)和单胺氧化酶(MAO)的降解产物。同时测定尿儿茶酚胺及其代谢产物的水平可增加诊断的准确性,并可判断肿瘤分泌儿茶酚胺的转化率。如肿瘤重量<50g时其儿茶酚胺转化率较快,主要释放大量儿茶酚胺入血,此时尿中的儿茶酚胺排量相对较多,而代谢产物浓度较低;如肿瘤重量>50g,则CA转化率较慢,有相当一部分儿茶酚胺在瘤体内被代谢,故主要释放儿茶酚胺的代谢产物,如VMA入血。因此,瘤体虽小但其分泌释放功能活跃的患者往往血或尿儿茶酚胺水平较高而尿VMA正常,且临床症状较瘤体大者为重;瘤体较大的患者则可能以尿VMA水平增高为主。

③尿MN及NMN排量测定:MN(3-甲氧基肾上腺素)及NMN(3-甲氧基去甲肾上腺素)是E和NE的中间代谢产物,正常人尿MN+NMN排量<1.3mg/d(7.2mmol/d),其中MN<0.4mg/d(2.2mmol/d),NMN<0.9mg/d(5.0mmol/d)。大多数嗜铬细胞瘤患者的尿MN+NMN排量高于正常值2~3倍,此排量的多少可反映嗜铬细胞瘤分泌儿茶酚胺的功能活性。测定MN+NMN的灵敏性及特异性较儿茶酚胺及VMA高,故对嗜铬细胞瘤的诊断有较大价值。

④血浆儿茶酚胺浓度测定:由于血浆儿茶酚胺测定受多种生理、病理因素及药物的影响,而且每个血标本仅代表单一的时间点,它并不能代替收集时间段尿的累加作用,因此,应在患者空腹、卧位和安静状态下抽血,用保留针头取血的方法于静脉穿刺后至少保留20min再抽取血标本,置入用肝素抗凝的试管中混匀,在1h内

进行低温离心、分离血浆、冷冻储存于 $-20℃$ 以下,并尽快进行测定。正常人在平卧及安静状态时血浆去甲肾上腺素浓度为 $500\sim600pg/ml(3.0\sim3.5nmol/L)$,肾上腺素浓度 $<100pg/ml(545pmol/L)$;而大多数嗜铬细胞瘤患者往往血浆去甲肾上腺素 $>1500pg/ml(9nmol/L)$,肾上腺素 $>300pg/ml(1.6nmol/L)$。

⑤二羟苯甘醇(DHPG):近年来有人提出,如果同时测定 NE 和它的代谢产物二羟苯甘醇(DHPG),可以提高嗜铬细胞瘤的诊断特异性,因为 DHPG 仅从神经元,而不从血液循环中的 NE 降解所产生,因此,如仅有血浆 DHPG 水平增加或血浆 NE·DHPG >2.0,即提示嗜铬细胞瘤,如该比值 <0.5 则可除外。在剧烈活动、精神紧张、充血性心力衰竭时,其比值可增高,但不超过 1.0,在分泌 E 为主的嗜铬细胞瘤患者中 NE·DHPG 可在正常范围内。

⑥嗜铬粒蛋白 A(CGA):CGA 是一种酸性可溶性单体蛋白,它伴随 NE 一起在交感神经末梢颗粒中合成、储存和释放。近年来有报道嗜铬细胞瘤患者的 CGA 水平增高,其灵敏度为 83%,特异性为 96%。血浆 CGA 水平高低与肿瘤大小、瘤体中 NE 和 CGA 的含量以及尿 VMA 排量相关,而与血压、血浆或尿儿茶酚胺水平无相关,此外,肾衰竭时血浆 CGA 水平也升高。

内啡肽、神经元特异性烯醇化酶(NSE)和神经肽 Y(NPY):它们存在于交感神经系统的神经元、嗜铬细胞瘤以及某些肿瘤患者的血浆中。所有良性嗜铬细胞瘤患者的血浆 NSE 水平正常,而在 50% 恶性嗜铬细胞瘤患者中却明显增高。因此,测定血浆 NSE 水平可用于鉴别良、恶性嗜铬细胞瘤。

虽然恶性嗜铬细胞瘤患者的血浆 NPY 水平增高与良性肿瘤者相比有明显统计学意义,但血浆 NPY 水平增高的两组患者的百分数却无明显区别。

(2)激素及代谢产物测定的意义及影响因素:在上述各种测定中,没有一种单一的测定手段可 100% 的肯定诊断嗜铬细胞瘤,但测定 24h 尿儿茶酚胺或 MN+NMN 水平却有相对高的灵敏度和特异性,因此如能同时或多次测定基础状态下及高血压发作时的血或尿儿茶酚胺及其代谢产物的浓度,则可大大提高嗜铬细胞瘤的诊断符合率。然而部分有典型发作史的嗜铬细胞瘤患者在血压正常及未发作时测定血或尿儿茶酚胺浓度正常,而不能因此除外嗜铬细胞瘤的存在;有些有嗜铬细胞瘤家族史的患者虽无症状和体征,儿茶酚胺测定也正常,但影像学检查确实发现有嗜铬细胞瘤,在此类患者中,有时可有致命性的高血压发作,因此,这种患者的血或尿 E 水平测定尤为重要;此外,某些分泌 E 为主的肿瘤同时也可分泌大量去甲肾上腺素。但在一些发作性血压增高的患者,如发作时多次测定血或尿儿茶酚胺值均为正常,则基本可除外嗜铬细胞瘤的诊断。

除了卒中、出血等中枢神经系统疾病、急性心肌缺血、血管造影、应激或剧烈运动时可使血、尿儿茶酚胺水平明显增加外,多种药物或食物因有荧光反应、刺激内源性儿茶酚胺的合成或代谢或产生干扰性代谢产物而分别影响血、尿儿茶酚胺及其代谢产物的排泄或测定。

(3)药理试验

①激发试验:包括冷加压试验、胰高糖素试验、酪胺试验、甲氧氯普胺(胃复安)试验等,他们适用于临床上疑诊为嗜铬细胞瘤的阵发性高血压患者,在其血压正常时或较长时间未能观察到症状发作而不能排除或确诊的患者。因该类试验有一定危险性,故对持续性高血压或年龄较大的患者,不宜做此试验,以免发生心、脑血管意外。某些阵发性高血压患者在发作时已测定到血、尿儿茶酚胺水平明显增高并已能确诊者,也不需再做此试验。此外,应先做冰水冷加压试验以观察患者的血管反应性,并准备 α 受体阻断药酚妥拉明,以用于治疗可能发生的严重高血压或高血压危象。近年来随着血、尿儿茶酚胺及其代谢产物测定的广泛应用,激发试验已有被激素测定取代的趋势。

②抑制试验:包括酚妥拉明试验、可乐定(氯压定)试验等,适用于持续性高血压、阵发性高血压发作期,或上述激发试验阳性的患者,当血压＞22.7/14.7kPa(170/110mmHg)或血浆儿茶酚胺水平中度升高在 $5.9 \sim 11.8$nmol/L($1000 \sim 2000$pg/ml)时,可做下述抑制试验以进一步明确诊断。

酚妥拉明试验:酚妥拉明是短效 α 肾上腺素能受体阻断药,可阻断 CA 在组织中的作用,因此用来鉴别高血压症候群是否因嗜铬细胞瘤分泌过多儿茶酚胺所致。当患者血压＞22.7/14.7kPa(170/110mmHg)时,可做此试验。

可乐定(氯压定)试验:可乐定是作用于中枢的 α_2 肾上腺素能激动药,当 α_2 受体被激活后,儿茶酚胺释放减少,故可乐定能抑制神经源性所致的儿茶酚胺释放增多。正常人及非嗜铬细胞瘤的高血压患者在紧张、焦虑时,由于交感神经系统兴奋性增高,血浆儿茶酚胺释放增多,而嗜铬细胞瘤患者因肿瘤分泌大量儿茶酚胺直接进入血液循环中,而可乐定抑制非嗜铬细胞瘤患者的儿茶酚胺释放,却对嗜铬细胞瘤患者分泌和释放儿茶酚胺无抑制作用。此试验安全,仅适用于基础血浆儿茶酚胺水平异常升高的患者。

2.定位诊断

B超是一种非侵害性检查手段,具有操作简便、经济易行、重复性强等优点,是一种常规手段。肾上腺嗜铬细胞瘤的典型声像图特征为:肾上腺的中等大小肿块,呈圆形或类圆形,边界回声强而清楚,形态规则;较小肿块内部回声低而均质,较大肿块回声不均,中心常可见液化坏死形成的不规则暗区;实性部分血流信号较为丰富;肿块后方回声稍衰减或不变。恶性嗜铬细胞瘤肿块形态多不规则,常有周围组织的浸润及远处转移,生长速度较快,但超声定性诊断比较困难。

　　CT检查被认为是肾上腺嗜铬细胞瘤定位诊断的"金标准",特别是多层螺旋CT对肾上腺嗜铬细胞瘤的诊断具有明显优势,目前多采用16层或64层螺旋CT机,薄层扫描,增强扫描行动脉期、静脉期及延迟期三期扫描,动、静脉期薄层重建,工作站上行多平面重组(MPR)及最大密度投影(MIP)处理。CT三维重建可以提供肾上腺及周围脏器的三维立体结构关系,准确判断肿瘤的来源,为外科手术提供帮助,经多层螺旋CT增强扫描后进行多平面重建对嗜铬细胞瘤的影像诊断优势如下。①清晰显示肿瘤的大小、形态及内部结构特征;②清晰显示肿瘤与周围组织器官的毗邻关系,为肿瘤的定位诊断提供充分的影像信息。增强扫描能直观显示肿瘤的供血血管及走行途径,为手术提供直观的血管示意图。嗜铬细胞瘤的CT表现:嗜铬细胞瘤CT平扫表现为单侧肾上腺较大肿块,偶为双侧性肿瘤,肿块直径通常为3～5cm,但也可较大,甚至达10cm以上。研究表明,有功能的嗜铬细胞瘤直径多大于无功能的肿瘤。肿块通常为圆形或卵圆形,边界清晰,密度均匀或不均匀,较小的肿瘤多密度均匀,其密度类似于肾脏密度,较大的肿瘤多密度不均匀,中央更低密度为出血坏死区,病变区可有钙化,有研究表明钙化更倾向发生于有症状的嗜铬细胞瘤患者。CT增强后因肿瘤实质血供丰富而呈明显不均匀强化,而陈旧出血、坏死或囊变区无强化。有研究提示嗜铬细胞瘤大部分增强后CT值＞80Hu,占88%,由于是富血管肿瘤,最高CT值甚至达240Hu;双期均呈不均匀强化较多见,占67%,双期均呈均匀强化较少见,占16%;以动脉期强化为著的占40%,以实质期强化为著的占60%。有学者认为CT上发现肿瘤直径＞5cm时应考虑有恶性嗜铬细胞瘤倾向。有学者认为当肿瘤体积小、外形光滑、呈圆形或椭圆形、内部结构均匀者以良性嗜铬细胞瘤居多,直径大(＞6cm)且外形不规则、瘤体内部不均质多为恶性。同时恶性嗜铬细胞瘤在CT上还可表现侵犯周围组织,与主动脉或下腔静脉等黏连或包埋大血管,压迫肾静脉,局部可见淋巴结转移,肺、肝、骨等远处转移表现。总之,CT对嗜铬细胞瘤定性诊断具有重要价值,因此是首选的影像学检查方法。认为其平扫特征为3cm以上肿块,密度均匀或不均匀,境界清楚;其增强特征为实性部分呈明显不均匀强化,最高CT值＞80Hu,结合临床资料,可做出嗜铬细胞瘤的诊断。

　　MPR、MIP对外科手术的价值:肾上腺嗜铬细胞瘤因释放儿茶酚胺,术前术中及术后能引起高血压,术前正确诊断及术前准备尤为重要。在切除肿瘤时,避免触摸肿瘤诱发高血压,应尽量减少对肿瘤组织的挤压,仔细沿肿瘤包膜分离后先结扎肿瘤内侧血管组织,以减少肿瘤内激素进入血,因此,术前肿瘤血管的显示尤为重要,MIP能直观显示肿瘤的血管及走行途径,为外科手术做出准确的血管示意图。MPR能清晰显示肿瘤与周围组织器官的毗邻关系,定位准确。清晰显示肿瘤的大小、形态及内部结构特征,为肿瘤定性提供帮助。肿瘤切除后若血压下降不明显,效果好或下降后又很快回升,则应警惕其他部位嗜铬细胞瘤的存在,单纯CT横断面检查,病变不易与肠管相鉴别,MPR能准备显示肿瘤与肠管的位置关系,为肿瘤定性定位提供帮助。

MRI检查也是解剖学定位的重要手段。T_1WI上嗜铬细胞瘤表现为较肝实质稍低的信号,如瘤内伴有出血,可表现为混杂的稍高信号;T_2WI上呈明显不均匀高信号,多较肾实质信号高,甚至与脑脊液信号相仿,这种表现在T_2WI脂肪抑制序列上更为明显。瘤内伴有囊性变时,信号不均匀,可见T_1WI明显低信号、T_2WI明显高信号的区域,且增强扫描无强化或中等强化。T_2WI上呈明显高信号是嗜铬细胞瘤的特征性表现,但并不绝对,多数嗜铬细胞瘤包膜完整,病变较大时常挤压周围结构,但与之分界清楚。恶性嗜铬细胞瘤的MRI信号强度、增强表现多与良性嗜铬细胞瘤相似,但肿瘤形态不规则,包膜亦不完整,可侵犯局部血管或邻近组织,病灶周围也可出现小的卫星结节,局部淋巴结和远处转移也是诊断恶性嗜铬细胞瘤的重要依据。增强MRI检查,病灶的实性部分均表现为快速、明显和持续较长时间的强化,伴有坏死、囊性变和出血的病变强化不均匀,肿瘤间质成分的总量与其延迟强化程度明显相关,即肿瘤间质成分(包括血管成分、玻璃样变等)越多,延迟期强化程度越明显,这可能与对比剂在间质成分中滞留时间相对较长有关。

I-MIBG也是重要的解剖定位手段,特别是对于术后肿瘤复发者更具有重要意义。肾上腺髓质和肾上腺能神经能储存[131]I-MIBG,正常情况下肾上腺髓质摄取量少,静脉注射[131]I-MIBG后24h一般不显影,而嗜铬细胞瘤摄取率增加,24h即在肿瘤处呈放射性明显浓聚,随时间延长而愈加清晰,提高了此类功能静止型嗜铬细胞瘤的术前定性诊断。有研究发现其诊断的阳性率达96.6%,特异性达100%,证明此项检查在嗜铬细胞瘤诊断中的独特临床价值。[131]I-MIBG核素显像尚具有全身扫描的优点,有的病例为多发或CT禁忌,可以首选[131]I-MIBG核素显像。由于[131]I-MIBG核素显像对肾上腺外或者转移性嗜铬细胞瘤不能得出准确的解剖定位,如能同机进行同体位图像融合断层显像(SPECT/CT),诊断率可达100%,使嗜铬细胞瘤的术前诊断技术更加全面。

（五）鉴别诊断

肾上腺嗜铬细胞瘤应与皮质腺瘤、皮质癌、转移瘤鉴别。

1.肾上腺腺瘤

功能性腺瘤（Cushing 腺瘤及 Conn 腺瘤），肿瘤一般体积较小，B 超表现为肿块边界回声明亮，内部为中等或低回声，不易出现液化坏死，血流信号不丰富。皮质腺瘤直径多＜5cm，形态规则，边界清晰，有完整包膜，密度均匀，轻度强化，以功能性肿瘤占大多数。醛固酮腺瘤发生于肾上腺皮质球状带，CT 表现为低密度肿块，CT 值多在 18Hu 以下，增强后轻度强化。皮质醇腺瘤发生于肾上腺皮质束状带，瘤体直径多为 2～5cm，CT 表现为中等密度的均质肿块，增强后轻度强化。肾上腺嗜铬细胞瘤可呈低密度，与腺瘤相仿，两者镜下均可见脂肪，而 CT 上却未能测到脂肪密度。

2.肾上腺皮质腺癌

癌瘤体较大，直径多＞7cm，呈类圆形、分叶或不规则形，密度不均，内有出血和坏死低密度区，瘤体 CT 值低于嗜铬细胞瘤，强化亦不如后者。增强后肿瘤强化不明显或呈不均匀强化，可呈周边不规则环状强化。可直接侵犯邻近组织，以肾、下腔静脉及局部淋巴结最常见，远处转移以肝常见。

3.肾上腺转移瘤

患者有原发肿瘤的病史（以肺癌最多见），诊断主要依据是发现原发肿瘤，原发灶多为肺癌，多无肾上腺功能改变。转移灶可双侧或单侧，大小不等，直径多为 2～5cm，密度均匀，大的肿瘤内有坏死性低密度区，增强呈均匀或不均匀强化。总之，临床疑为嗜铬细胞瘤患者，当 CT 检查发现肾上腺较大肿块，密度均匀或不均并有实体部分明显强化，结合其特殊临床表现阵发性高血压伴头胸腹痛、盗汗、心悸、面色苍白，化验检查血、尿儿茶酚胺增高，通常可做出准确定位和定性诊断。当有典型症状而未发现肾上腺肿块时，须行全腹扫描，必要时行纵隔扫描，以发现异位的嗜铬细胞瘤。

4.恶性嗜铬细胞瘤

迄今恶性嗜铬细胞瘤的诊断仍是根据肿瘤侵及邻近嗜铬脏器及组织或转移至无嗜铬组织的嗜铬细胞而定。肿瘤细胞分化程度，如丝状分裂活性，核酸多型性等均不适用于区别嗜铬细胞瘤的良、恶性。恶性嗜铬细胞瘤诊断病理及影像学缺乏特异性指标，公认的金标准是在没有嗜铬细胞瘤的区域出现转移灶。有学者认为恶性嗜铬细胞瘤的判断方法：①高度复发性，即肿瘤切除后复发；②影像学检查提示肿瘤直径＞5cm，呈分叶状，内部密度不均，可有液化坏死区；③异位或多发嗜铬细胞瘤;④术中探查,恶性者浸润性生长,肿瘤界限不清晰。另外生化检查如肿瘤标记物等有一定参考价值。

二、手术治疗

(一)治疗

手术切除肿瘤是唯一的治疗方法。由于儿茶酚胺对机体的毒性作用,手术风险极高。绝大多数嗜铬细胞瘤围术期的危险主要来源于肿瘤切除后的低血压及休克。由于嗜铬细胞瘤释放的儿茶酚胺使体内微循环处于收缩状态,肿瘤切除后儿茶酚胺锐减,微循环迅速扩张造成有效循环血量减少引起低血容量性休克。因此,充分的术前准备和精细的术中操作及阻断瘤体血供前后的血压控制是手术顺利完成的三个重要环节。

术前充分准备,可降低血压,减轻心脏负荷,改善心脏功能,扩充血容量。常规使用 α 受体阻滞药酚苄明一般能达到降压效果,哌唑嗪能有效降压但术中血压波动较大。有时可加用钙离子通道阻滞药硝苯地平(心痛定)、波依定等药,阻滞钙离子进入细胞内抑制肾上腺嗜铬细胞瘤释放儿茶酚胺。或使用血管紧张素转化酶抑制药卡托普利,因为在高儿茶酚胺的刺激下,产生高肾素血症,使血管紧张素生成增加。对于心率>90/min 者可应用 β_2 受体阻滞药普萘洛尔。

扩容准备充分与否,一般通过血压正常、体重增加、鼻塞和手暖来估计,缺乏直观量化标准。目前在部分医院已引入指端微循环图像分析技术,显微镜下观察微动脉形态,计算机测算微动脉管襻数、管径值和管襻长度,提高了对微循环状态的客观判断能力。因此认为,指端微循环图像分析可作为判断术前扩容程度的参考标准。由于嗜铬细胞瘤患者血容量不足,术中切除肿瘤后表现更为突出。常用平衡液、全血或低分子右旋糖酐扩容。术前给药应用东莨菪碱或哌替啶(杜冷丁),禁忌使用阿托品。麻醉管理:对肾上腺嗜铬细胞瘤既可使用连续硬膜外麻醉,亦可使用全麻,还可两者联合。采用连续硬膜外麻醉,主要适用于术前定位准确,界限清楚的较小单独瘤体。优点是对机体干扰小,减少肺部感染。但不如全麻对术中血压的调整。术中应行 CVP、MAP 监测。选择手术径路的原则是必须有良好的术野显露,便于操作同时又要使创伤尽量减少。对于瘤体定位准确,瘤体较小且与周围组织无明显黏连,故多采用了腰部切口(以第 11 肋间为主)。腹部切口主要适用于确定或怀疑为双侧、多发性或异位肾上腺嗜铬细胞瘤以及巨大肿瘤与大血管关系密切的患者,能较好控制术中所致大出血。手术方式可采取肿瘤切除术和包膜内剔除术。与肾周组织黏连严重,疑有恶变可连同肾一并切除。术中操作要轻柔,取下瘤体之前应告知麻醉师做好升压准备,防止低血压、休克。近年来,腹腔镜手术治疗肾上腺嗜铬细胞瘤已在国内应用。具有创伤小、出血少、并发症少、恢复快、住院时间短等优点。但应注意掌握好手术适应证。

(二)术后处理

术后主要危险是心力衰竭和低血压。术后72h乃至更长时间内应行心电、血压监测,及时调整输液速度,必要时应用升压药物。

关于围术期的处理:肾上腺嗜铬细胞瘤的根本治疗方法是手术,手术效果良好,但风险大。为降低手术风险,围术期处理是关键,我们的经验是充分认识嗜铬细胞瘤具有低血容量、高血压的病理生理特点,通过妥善的围术期处理,把风险降到最低。具体措施包括①控制血压;②扩容;③纠正心律失常;④改善一般情况,如纠正电解质紊乱,调整血糖及术前心理准确工作;⑤术后低血压和心力衰竭的防治。

术前应用 α 受体阻滞药并维持一个阶段,可使血压缓慢下降,血管床扩张,血容量逐渐增加。常用药物酚苄明(苯苄胺)其阻滞 α_1 受体作用强于 α_2 受体,控制血压效果好,口服用药方便,从30mg/d开始,逐渐增加到60～120mg/d,用药时间为1～2周。哌唑嗪选择性抑制 α_1 受体,作用缓和,对心律影响小,但该药属突触后抑制,对术中探查肿块引起的高血压控制不满意,常用量2～3mg/d,用药时间为1周。扩容是一项十分重要的措施。嗜铬细胞瘤分泌过量儿茶酚胺使外周血管强烈收缩,血管床容积减少,血容量绝对不足。切除肿瘤后,儿茶酚胺减少,血管床开放,容量不足成为矛盾。术前在控制血压的前提下补充一定的血容量,可使术中血压下降减缓,术后血压恢复快而稳定。术前患者如有心律失常者,常用药为普萘洛尔 20～40mg/d,使心率<90/min、血细胞比容≤0.45。如患者有电解质紊乱及高血糖者,常规纠正电解质紊乱及降低血糖等治疗。术后主要危险是低血压及心力衰竭,导致术后低血压的主要原因为术前儿茶酚胺分泌量大,外周血管长期处于收缩状态,血管容积减少。切除肿瘤后,儿茶酚胺水平迅速下降血管扩张,血容量相对不足。因此,适量输血或代血浆以及加量补液,即可纠正低血容量,但输液速度不宜过快,注意防止心力衰竭及肺水肿的发生。

1.手术径路的选择,手术方式及术中注意事项

目前外科手术切除肿瘤是治愈本病的唯一有效方法。手术径路的选择,必须以损伤小,显露满意,便于操作为准则。要做到这一点,必须通过对患者影像学资料的分析,根据肿瘤大小、部位、数目以及肿瘤与周围脏器,血管的毗邻关系,对手术难易度做出评估。随着微创腹腔镜手术技术的发展,越来越多的肾上腺嗜铬细

胞瘤能通过腹腔镜实施手术切除,已成为泌尿外科医师的首选,但一部分巨大肾上腺嗜铬细胞瘤仍需要行开放手术,而机器人辅助腹腔镜技术的兴起无疑为外科医师切除肿瘤提供了更多的选择。

对于巨大嗜铬细胞瘤的血供来源异常,侧支循环多。在手术过程中,随着肿瘤供应血管的结扎、阻断,肿瘤的血液回流受阻,肿瘤内的压力不断增高,术中渗血较多,分离肿瘤时失血量更大,及时输血、输液是保证手术成功的关键。采用自体血回收具有迅速、及时及避免输异体血的优点,洗涤红细胞新鲜,能立即发挥携氧功能,不良反应小。

对明确的单侧肾上腺嗜铬细胞瘤,如果肿瘤瘤体直径<6cm者,位置比较肯定,游离于周围血管者,采用第11肋间切口,更符合泌尿外科的手术原则。这样肿瘤显露满意,术后恢复快,但需注意避免胸膜的损伤。而对于较大的肾上腺嗜铬细胞瘤,虽然可以通过腹腔镜切除,但是巨大嗜铬细胞瘤的手术风险极大,大部分肿瘤存在出血、坏死和水肿,与周围组织分界不清,特别是与大血管黏连严重。因此,良好的手术视野对肿瘤能否切除是十分关键的。且与腹腔动静脉关系密切,分界不清者,采用经腹切口,可进行多方位探查,充分显露下腔静脉与腹主动脉,防止肿瘤黏连而引起大血管的损伤。手术中显露肿瘤时应尽量减少挤压和牵拉,以免血压波动大,先分离结扎肿瘤内侧血管,钳夹血管时应通知麻醉师观察血压变化。手术原则为肿瘤切除术,但肿瘤如与正常肾上腺组织分界不清,可行连肿瘤在内的肾上腺全切术或肾上腺部分切除术。对右侧肾上腺嗜铬细胞瘤,因肿瘤与下腔静脉关系密切,注意勿损伤下腔静脉。

肾上腺嗜铬细胞瘤患者术后仍有 $10\% \sim 15\%$ 患者存在高血压,可能原因:①体内多发性肿瘤;②肿瘤恶性变,有转移灶;③长期高血压造成肾血管病变,产生肾性高血压;④长期高血压使血管壁发生改变,小动脉弹性减弱,脆性增加,产生高血压;⑤肾上腺髓质增生。

2.腹腔镜肾上腺切除术

腹腔镜肾上腺切除术(LA)的优势显而易见,患者术后疼痛较轻,恢复快,住院时间短,术中出血量少,深部手术视野显露较好。有证据表明,LA 同其他肾上腺手术一样安全,而且患者恢复较好对于位置深、体积小、显露困难的肾上腺肿瘤,腹腔镜手术更能体现出巨大优势,目前 LA 被认为是治疗肾上腺良性肿瘤的金标准。但 LA 治疗嗜铬细胞瘤尚存争议,肾上腺嗜铬细胞瘤的特点是血供丰富,肿瘤体积大于其他的肾上腺肿瘤,术中易产生的并发症包括无法控制的高血压、血流动力学不稳定、侵犯周围组织及局部复发,这些因素均可能导致 LA 进行困难而中转开放手术,而 LA 本身气腹的建立也可能刺激儿茶酚胺的分泌,从而增加手术的风险。有研究表明,LA 中,肿瘤较大(≥5cm)、体质指数(BMI)≥24kg/m² 及嗜铬细胞瘤本身都是导致中转开放手术的高危因素。过去经常认为,肾上腺嗜铬细胞瘤的直径<6cm 可选择 LA,随着外科医师手术技术的提高,一些临床医学中心甚至报道了切除肿瘤直径为 11cm 的病例。术中如果发现肿瘤有局部侵犯现象,不少外科医师建议中转开放手术是一个比较恰当的选择。LA 术后肿瘤复发的可能性较大,这可能与局部无法完全切除侵犯灶以及肿瘤组织碎块残留有关。

LA 的手术径路又可分为经腹入路(TLA)和经后腹膜入路(RLA)。TLA 又可分前入和侧入,其优势在于视野开阔,操作空间大,解剖清楚,显露肾上腺完全,能及早控制肾上腺血供,而且能同时检查腹腔脏器情况;主要缺点在于手术过程中易受腹腔脏器干扰,术后易发生肠黏连、感染等。RLA 又可分为侧入和后入,其主要优点在于能快速进入手术视野,对腹腔脏器干扰少,泌尿外科医师对此途径熟悉;主要缺点在于操作空间小,立体空间感差等。目前文献报道,肾上腺嗜铬细胞瘤 LA 的手术径路以 TLA 居多。由于 TLA 操作空间大,解剖清楚,能够以最小的幅度处理肿瘤,而且进腹后术者能尽快找到并结扎肾上腺中心静脉,因此能有效控制术中患者血压的波动。除了能较早分离、结扎肾上腺静脉外,TLA 还能方便地处理双侧肾上腺病变、较大的肾上腺肿瘤以及肾上腺外嗜铬细胞瘤。但是由于 TLA 有干扰腹腔脏器、手术操作时间长等缺点,尤其对于曾行腹部手术的患者,TLA 并不被所有泌尿外科医师推崇。采用何种径路取决于患者的病情以及术者的经验和操作水平。手术医师应分别掌握这两种手术路径,以便对不同患者能灵活运用腹腔镜技术,从而更好地解决患者的痛苦。

3.机器人辅助腹腔镜技术

机器人辅助腹腔镜技术(RA),这项技术被越来越多的外科医师掌握。RA 和 LA 一样非常安全,出血较少,患者恢复快,住院时间短,围术期并发症发生率也与 LA 相似。与 LA、开放手术相比,RA 具有独特的优势。目前,DaVinci 机器人包括 3 个操作臂(中央的操作臂用来安装镜头,两边的操作臂则可以装卸各种外科手术器械)以及一个远程的控制器,施术者可以坐着操作控制器完成手术,他的助手负责更换操作臂上的手术器械。DaVinci 机器人的 InSiteTM 视觉系统为施术者提供了一个更清晰的手术视野,它可以将操作对象放大 10 倍,并生成一个三维图像,施术者可以根据自己的需要随意调整内视镜的角度以获得良好的操作视野,这使得位于深部的肾上腺肿瘤手术能够获得更好的手术视野,为外科手术切除提供了保障。其次,机器人提供了 Endowrist 的操作工具,与传统的腹腔镜操作器械不同,施术者通过它可以十分自由灵活地操作手术器械,使得外科手术能够实施得更加灵敏,手术操作更加精确、迅速。机器人系统还可以让外科手术在一个相对放松、惬意的环境下进行,施术者不易产生疲劳感,保障了手术质量。术中,患者取健侧体位,先于脐与患侧肋缘与锁骨中线交点连线的中点放置一个12mm的摄像头,然后在肋缘下二横指处开始,沿着锁骨中线放置2个机器人器械操作臂,接着在上腹中间做一10mm切口,安装一个使肝脏能够回缩的器械,很多情况下最后还需要在患侧腹部置入一个12mm的trocar,用来使用Ligasure或超声刀,手术过程则与传统的LA非常相似。通常认为,与LA相比,RA的手术时间较长、手术花费高。机器人安装成本及维护费用相对较高是影响手术费用的关键,一些国外的机器人手术中心随着每年手术例数的不断增加,相对每台手术的费用有所下降,而且接受机器人手术的患者恢复更快,减少了住院时间,从另一方面减少了患者整体的住院费用。机器人系统操作也有缺点,施术者在手术过程中缺乏对于器官直观的触觉,增加了潜在的损伤邻近器官的可能性。综上所述,尽管目前一些肾上腺嗜铬细胞瘤患者仍然通过开放手术进行治疗,但LA和RA技术在创伤小、失血少、恢复快、切口美观等方面是开放手术无法做到的。随着腹腔镜以及机器人技术的不断发展,越来越多的患者将接受LA、RA,从而达到更好的临床效果。

第三节　皮质醇增多症

皮质醇增多症简称皮质醇症,又名库欣综合征,是肾上腺皮质功能亢进症中最常见的一种。皮质醇增多症是由于肾上腺皮质分泌过量糖皮质激素(主要是皮质醇),导致人体代谢明显紊乱,从而出现一系列相应的临床表现,包括满月脸、水牛背、皮肤菲薄多血质、痤疮或色素沉着、肌肉消瘦无力、腹部紫纹、高血压、糖耐量减退等。

一、临床表现

皮质醇增多症的病因及其表现如下:

1.下丘脑-垂体性皮质醇增多症

因下丘脑-垂体释放促肾上腺皮质激素过多而引起肾上腺皮质增生所致,称为库欣病,占库欣综合征的70%～80%。多数患者伴有垂体ACTH微腺瘤。库欣病患者临床可有向心性肥胖、满月脸、多血质、宽大紫纹等典型症状,血尿皮质醇升高,昼夜节律消失,双侧肾上腺增生。但是皮肤色素沉着与低血钾一般不明显,大剂量地塞米松多数能抑制。

2.肾上腺皮质肿瘤

包括肾上腺皮质腺瘤或者肾上腺皮质癌；临床可有向心性肥胖、满月脸、多血质、宽大紫纹、色素沉着及低血钾等症状，大剂量地塞米松不能抑制，血浆 ACTH 正常或低于正常范围。

3.异源促肾上腺皮质激素综合征(异位 ACTH 综合征)

因垂体、肾上腺以外的肿瘤(如肺癌、胸腺类癌等)产生具有促肾上腺皮质激素活性的物质，刺激肾上腺皮质增生所致。临床可有或无典型的库欣综合征表现，但多有比较严重的水肿、肌无力和明显的色素沉着，血尿皮质醇升高，昼夜节律消失，大剂量地塞米松抑制试验不能抑制，血浆 ACTH 明显高于正常范围。

此外，也可出现医源性皮质醇症，长期大量使用糖皮质激素治疗某些疾病可出现皮质醇症的临床表现，这在临床上十分常见。这是由外源性激素造成的，停药后可逐渐复原。但长期大量应用糖皮质激素可反馈抑制垂体分泌 ACTH，造成肾上腺皮质萎缩，一旦急骤停药，可导致一系列皮质功能减退的表现，甚至发生危象，故应予注意。长期使用 ACTH 也可出现皮质醇症。

二、诊断

多见于女性，女与男之比约为 5：1，以 15～40 岁多发。

1.症状与体征

①向心性肥胖，满月脸，项背部脂肪隆起，腹部膨出，四肢肌肉相对细小。②多血质皮肤菲薄，面部红润多脂。③紫纹为本症特征性表现之一，形状为中间宽，两端细，呈紫红或淡红色，常为对称性分布，多见于下腹部、臀部、股部等处。常有皮肤瘀斑及痤疮。④多毛，头面部毛发增多、增粗、全身毳毛浓密、较粗硬，腋毛及阴毛亦增多，女性阴毛呈男性分布。⑤糖尿病表现可表现"多尿、多饮、多食"三多症状。⑥高血压，通常为持续性，收缩压与舒张压常同时升高，伴有头晕、头痛等。⑦骨质疏松骨质极脆，容易发生多处骨折。⑧性功能障碍：女性常有月经量减少或闭经、不孕；男性则常有性欲减退、阳痿等。⑨神经、精神障碍，患者可有不同程度的精神忧郁、烦躁、失眠、记忆力减退等改变。严重者有自杀倾向。⑩感染的易感性增加，患者体液免疫及细胞免疫均受抑制，抵抗力明显降低，容易受化脓性细菌、真菌和某些病毒感染，且易扩散，可形成败血症。

2.实验室检查

(1)嗜酸性粒细胞计数绝对值减少，很少超过每立方毫米 50 个；淋巴细胞降至

15％～20％。

（2）空腹血糖增高，葡萄糖耐量减低，少数有糖尿。

（3）血钠增高，血钾、血氯降低，严重时可产生低钾、低氯性碱中毒。

（4）尿17-羟皮质类固醇增高，多在 20mg/24h 以上，显著增高时可能为肾上腺皮质增生。尿17-酮类固醇可正常或增高，明显增高时可能为肾上腺皮质癌。

（5）血皮质醇增高，为正常平均值的 2～3 倍，正常的昼夜节律性消失，晚上血皮质醇不明显低于清晨血皮质醇浓度。

3.特殊检查

（1）小剂量地塞米松试验：晚上 23：30～24：00 顿服地塞米松 1mg（或 1.5mg），次日晨 8：00 抽血，测定血浆游离皮质醇。测定值较对照值下降超过 50％，可诊断为单纯性肥胖症。

（2）大剂量地塞米松试验：晚上 23：30～24：00 顿服地塞米松 8mg，次日晨 8：00 抽血，测定血浆游离皮质醇。皮质醇抑制超过 50％，提示为垂体性皮质醇增多症，而肾上腺皮质肿瘤或异位 ACTH 综合征不被抑制。

4.X 线检查

①垂体部位 X 线摄片，可见蝶鞍扩大；小腺瘤可用断层摄片发现。②颅骨、肋骨、脊椎等摄片示明显的骨质疏松或伴有病理性骨折。③B 型超声波检查可发现肾上腺 1cm 以上的肿瘤，双侧肾上腺由于：增生产生增大的改变。④放射性核素^{131}I-19-碘化胆固醇肾上腺皮质显像增生者显示两侧显影较浓聚；肿瘤则病变侧显影浓聚，而对侧肾上腺不显影或显影很差。若分不清皮质增生还是肿瘤，在做地塞米松抑制试验后复查，可发现皮质增生被抑制，而腺瘤仍浓集放射性。⑤CT 或 MRI 可发现＜1cm 的垂体微腺瘤。

三、鉴别诊断

1.病因鉴别

肾上腺皮质增生与肿瘤的鉴别。

①ACTH 刺激试验：每日 ACTH 25mg，静脉滴注，维持 8h，连续 2d 后，如属皮质增生者，刺激后 24h 尿中 17-羟类固醇显著增加，达基值的 3～7 倍；腺瘤者反应较弱；癌肿者一般不受 ACTH 刺激。②大剂量地塞米松抑制试验皮质醇抑制到对照值的 50％以下提示增生，而肿瘤则不受抑制。

2.症状鉴别

①单纯性肥胖：肥胖可伴有原发性高血压、糖耐量减低，月经稀少或闭经，皮肤

亦可出现紫纹、痤疮、多毛,24h尿17-羟类固醇和17-酮类固醇排出量比正常增高。与皮质醇增多症表现相似。但单纯肥胖症其脂肪分布均匀;无皮肤菲薄及多血质改变;紫纹大多为白色,有时可为淡红色,但一般较细;血皮质醇浓度不高,正常昼夜节律存在,小剂量地塞米松抑制试验大多能被抑制;X线检查蝶鞍无扩大,亦无骨质疏松。②颅骨内板增生症多见于女性,临床表现有肥胖、多毛症、高血压及神经精神症状。须与皮质醇增多症相鉴别。前者肥胖以躯干及四肢较显著;颅骨X线片显示额骨及其他颅骨内板增生,而无蝶鞍扩大与骨质疏松改变,亦无皮质醇分泌过多引起的代谢紊乱表现。

四、治疗

治疗的目的是祛除病因,纠正皮质醇增多的状态,并保护垂体及肾上腺的功能。对于肿瘤的治疗,关键是将肿瘤彻底切除。文献报道,不典型类癌的早期淋巴结转移率为27%～66%,而典型类癌的早期淋巴结转移率为2.3%～11%,远低于不典型类癌。如果肿瘤已有转移,也应将原发肿瘤及转移灶尽可能切除干净,手术以后再加局部放疗,必要时加用药物治疗,可以改善疗效,延长患者的生存时间和改善患者的生活质量。一般来说,支气管类癌的治疗效果最好。胸腺类癌疗效相对较差,主要因为肿瘤大,淋巴结转移较多,以及与心脏大血管关系密切,手术较难彻底切除,但手术后局部放疗加药物治疗使患者的生存时间明显延长。

1.库欣病

(1)治疗的关键在于控制垂体分泌过多ACTH,包括手术切除垂体腺瘤,放疗以及药物抑制ACTH的分泌。

经蝶窦切除垂体微腺瘤,是治疗本症的首选方法,对于大部分患者可找到微腺瘤,摘除腺瘤可治愈。对垂体大腺瘤者可做开颅手术治疗,尽可能切除肿瘤。对不能完全切除者应辅以放射治疗。本症患者术后可发生暂时性垂体-肾上腺皮质功能减退,需补充糖皮质激素至垂体-肾上腺功能恢复正常。如经蝶窦手术未发现并摘除垂体微腺瘤,或因某种原因不能做垂体手术,可行垂体放射治疗。经放射治疗后3～6个月,症状可有好转,体征逐渐消失。对病情严重需迅速缓解症状者,可做一侧肾上腺全切,另一侧切除,90%术后做垂体放疗。

(2)某些药物如赛庚啶、利舍平、溴隐亭等可减少垂体ACTH的分泌,可用于治疗库欣病,但疗效较差,仅可作为辅助用药,也可酌情使用抑制肾上腺皮质激素合成的药物

2.肾上腺皮质腺瘤

手术切除肾上腺腺瘤并保留已萎缩的腺瘤外肾上腺。由于长期皮质醇增多致下丘脑、垂体以及腺瘤对侧的肾上腺组织均处于受抑制状态,故术后极易发生肾上腺皮质功能不足。因此,术中及术后应注意补充糖皮质激素,一般术中可用氢化可的松 100～300mg 加入 5％葡萄糖盐水 500～1000ml 中静脉滴注,手术日一般可静脉滴注 200～300mg。术后继续静脉滴注,每日 100～200mg。至手术后 6～7d,改为口服泼尼松 5～7.5mg,每日 2～3 次。1～2 周或以后逐渐减量直至 5～7.5mg/d 的维持量,术后服药时间 3～6 个月,个别患者需超过 1 年。术后应定期观察患者有无肾上腺皮质功能减退表现,以便调整泼尼松剂量。

3.肾上腺皮质腺癌

除及早手术切除,也可使用下列药物抑制肾上腺皮质激素的合成。

(1)密妥坦(双氯苯二氯乙烷 OP'DDD):可抑制皮质醇合成中的多种酶,直接作用于肾上腺细胞,使皮质醇合成减少。用于治疗转移癌,切除后的复发癌或不可切除的皮质癌,也可作为皮质癌切除后的辅助治疗。一般初始用量为 2～6g/d,分 3 次口服,逐渐增大剂量,最大剂量为 8～10g/d,起效后逐渐减至 1g,每日 3 次。疗效较确切,约 80％患者服药后数周至数月血皮质醇逐渐下降,转移癌可缩小,但停药后易复发,且不良反应严重,可有恶心、呕吐、皮疹、视物模糊、嗜睡、运动失调等。

(2)酮康唑、美替拉酮(甲吡酮)、氨鲁米特(氨基导眠能)等药物均为肾上腺皮质酶抑制药,通过抑制肾上腺皮质激素合成酶的活性而减少皮质醇、皮质酮的合成。如无 OP'DDD 每次或用之无效或患者不能耐受时,可试用这类药物。酮康唑 200～400mg,1 日 2 次口服,多数患者有效,于用后 1～2 周皮质醇水平逐渐下降,不良反应较少(主要是肝毒性)。也可用美替拉酮(2～6g/d)加氨鲁米特(0.75～1g/d)分次口服,也有一定疗效,但价格昂贵且不良反应较大。

4.结节性肾上腺皮质增生

如系 ACTH 依赖性(多数为大结节性增生),则治疗原则与库欣病一致。如系非 ACTH 依赖性,不论是大结节性还是小结节性增生,均应做双肾上腺全切手术,术后终身服用糖皮质激素替代治疗。

5.异位 ACTH 综合征

治疗异位 ACTH 综合征的关键是切除引起 ACTH 高分泌的肿瘤,因此肿瘤的定位诊断至关重要。显性肿瘤的定位比较容易,但隐性肿瘤则很困难。国内外均有报道,临床上诊断异位 ACTH 综合征,但就是找不到肿瘤,尤其是原发肿瘤。由于异位 ACTH 分泌瘤的高发区是胸部,拍摄 X 线胸片已成为常规检查项目。大多数胸腺瘤可以通过 X 线胸片检出。支气管类癌、甲状腺髓样癌,纵隔的某些肿瘤很小,X 线胸片常常阴性,应做胸部 CT 或 MRI,甚至进行胸腔镜和纵隔镜检查。胸部 CT 目前已经作为常规检查,MRI 也已经广泛应用,在 CT 未能定位情况下,可加做 MRI,部分病例能较 CT 更早地发现肿瘤部位。腹部超声、CT 对于腹腔、盆腔肿瘤的发现也是必要的,胰腺、肾上腺、肝、腹膜后应重点搜索,性腺也应列入视线。异位 ACTH 分泌瘤无所不在,曾有肿瘤被发现在卵巢,甚至在大腿内侧软组织,因此不能放过任何一个部位。如肿瘤已转移不能手术,则只能用药物治疗减少皮质激素的产生,如酮康唑、美替拉酮、氨鲁米特、OP'DDD 等,要注意监测肾上腺皮质功能,避免过低。对严重低血钾盐口服,并加用螺内酯以对抗盐皮质激素过多。

第四节　肾上腺性征异常症

肾上腺皮质增生或肿瘤分泌过量性激素时,引起性征的改变,称为肾上腺性征综合征。临床上将本病分为先天性肾上腺性征异常症和后天性肾上腺性征异常症。前者系先天性肾上腺皮质增生症(CAH)所致;后者多见于肾上腺皮质腺瘤或癌。

一、先天性肾上腺皮质增生症

先天性肾上腺皮质增生症先天性肾上腺皮质增生症(CAH),多在胎儿或婴儿期发病,是一种或多种常染色体隐性遗传性疾病,并与多种合成皮质激素的酶缺陷有关。

当合成氢化可的松所需的一种或多种特定生物酶缺陷时,氢化可的松合成与分泌减少,而下丘脑。垂体.肾上腺的反馈机制促使 ACTH 分泌增加,由此引起肾上腺皮质增生。由于患者特定酶的缺乏,氢化可的松合成仍受阻碍,而合成氢化可的松的前体物质大量积聚,在雄性激素合成途径不受阻碍的情况下,雄性激素合成与分泌增加。这些障碍主要归纳为:①21-羟化酶缺陷(失盐型,单纯男性化型及非典型型);②11-β 羟化酶缺陷(高血压型),其中分皮质酮甲基氧化酶Ⅰ型和Ⅱ型(失盐型);③3β-类固醇脱氢酶缺陷(典型和非典型型);④17α-羟化酶缺陷(伴并 17、20-水解酶缺陷);⑤胆固醇碳链酶缺陷(类脂质增生)。

(一)临床表现

CAH 是由糖皮质激素分泌不足和类固醇激素生成障碍所造成的,但因酶缺乏不同和缺陷程度不一,由此引起的临床症状也各异,男性化、高血压等为主要表现。

21-羟化酶缺陷,其基因(CYP-21)定位于 6 号染色体短臂,为 CAH 最常见的类型,占 CAH 患者的 2/3。通常分为 3 种类型:①失盐型(男性化和醛固酮分泌不足);②单纯男性化型(有男性化而无失钠);③非典型型(无男性化或失钠表现)。该酶的缺乏将影响皮质醇、去氧皮质酮、皮质酮和醛固酮的合成过程。其表现分为失盐型(75%)、单纯男性化型(25%)及迟发型。

失盐型为 21-羟化酶完全缺陷,因为盐皮质酮合成障碍,约 2/3 的患者有盐丢失,多在出生后 2 周出现症状,常伴有急性肾上腺皮质功能不足,有畏食、恶心、呕吐、肤色灰暗及消瘦,最终可因失钠、脱水及高血钾致循环衰竭。因呕吐明显,常被误诊为幽门狭窄。该酶部分缺陷时,因皮质醇前体化合物堆积,合成的睾酮增加,胚胎期女性在睾酮的作用下,出生时生殖器官性别不明,有男性化,如大阴唇融合,阴蒂肥大如阴茎,呈尿道下裂外观,阴道与尿道开口于共同尿生殖窦。青春期时,女性第二性征不明显,喉结粗大,声音低沉,多毛,可无月经出现。

非典型型因酶缺陷较轻,男性化及电解质紊乱症状不明显,女性中仅可见多毛及月经不规则。而失盐不明显的男性,主要表现为性早熟。于男婴时期外生殖器官可以正常,2~4 岁时出现性早熟,有阴毛及腋毛生长,体毛增多,并出现痤疮,阴茎如青春期大小,生长迅速,体形较同龄人高大。因 ACTH 升高,出生的婴儿皮肤有不同程度的色素沉着。

11-β 羟化酶缺陷,在 CAH 中约占 5%,为常染色体隐性遗传,该酶基因定位于 8 号染色体,在 11-β 位起羟化作用,同样也催化合成醛固酮所需要的 C18,已发现有 CYP-1181 基因突变缺陷,酶作用失活。近年来生物化学的研究证明 11β-羟化酶和皮质酮甲氧化酶Ⅰ型(CMOⅠ型:18-羟化酶)与Ⅱ型(CMOⅡ型:18-脱氢酶)活性酶属于同一种蛋白,CMOⅡ型缺陷可表达为 11β-羟化酶缺陷同位基因的变异体,而两者临床上的表现并不完全一样。主要表现为女性男性化,男性患儿有生长迅速及阴毛过早生长,其他表现还有:青春期异常,月经不规则,多毛,痤疮及不育。多数患者有轻度高血压,与血清中去氧皮质酮(DOC)升高有关,而少数患者有重度高血压及低钾血症。

3-β 羟类固醇脱氢酶缺陷,使 3-β 羟类固醇不能向 3-酮甾类转化,因而影响醛固酮、皮质酮及性类固醇的合成。该型较为罕见,表现为糖及盐皮质激素均不足,出生后即可有失钠、失水、恶心及呕吐,如不能及时诊断及治疗则有生命危险。大多数典型的女性患者中有轻度男性化,如阴蒂肥大,大阴唇融合等,原因为胎儿肾上腺分泌了过量的脱氢异雄酮(DHEA),小部分 DHEA 能通过肾上腺外途径转化为睾酮。

17-α 羟化酶缺陷,因网状带 DOC 过多分泌,结果发生钠潴留和高血压;又因无 17-α 羟化酶和 17、20-水解酶,肾上腺及性腺将不产生性激素,引起性激素缺乏症状。该酶是位于肾上腺和性腺内质网的单酶,基因定位于 10 号染色体。临床表现为女性青春期延迟,有高血压、低钾血症及碱中毒;男童可能作为女童抚养,常因腹股沟疝伴隐睾而就诊,染色体呈 XY。

20-分解酶缺陷证明与 17α-羟化酶相关,2 种酶活性与染色体 10 上同位的基因相关联。17、20-分解酶缺陷的患者中可的松、ACTH 和醛固酮分泌是正常的。在 46,XY 病例中,睾酮的合成受损害,典型病例出生时外生殖器呈女性样改变。轻度病变时,仅表现有尿道下裂。至青春期时睾酮分泌仍偏低。根据临床表现程度分为部分和完全型。表现有假两性畸形伴苗勒结构存在,青春期时第二性征发育失败,而促性腺激素却升高。当糖皮质激素或盐皮质激素合成无缺陷时可考虑本病诊断。利用 HCG 和 ACTH 刺激试验可做出诊断。

17-β 羟类固醇脱氢酶缺陷,这是睾酮合成过程中最后的作用酶,催化雄烯二酮至睾酮,DHEA 至雄烯二醇,及雌酮至雌二醇。该酶缺陷的结果为男性假两性畸形。在睾酮合成障碍的临床表现上类似 5-α 还原酶缺陷。刚出生时可呈女性表现,男性化表现不明显。但这些患者却有明确的睾丸,睾丸的部位可在腹腔内,腹股沟,或大阴唇内,不伴有苗勒氏结构。青春期时阴茎生长并以男性第二性征发育。这包括肌肉组织增加,阴毛、腋毛、胡须及男性分布的体毛生长。迟发的男性化与促性腺激素分泌增加有关,并可部分纠正睾酮产生不足。该病内分泌激素水平特点为,青春期前雄烯二酮及雌二酮水平不增加,而青春期时血浆内雄烯二酮水平增加为正常水平的 10～15 倍。血浆睾酮属正常偏低水平,血清 LH 和 FSH 明显升高,常为正常水平的 4～6 倍。新生儿时期很少能做出诊断,有时在儿童或婴儿时期行疝修补时能发现睾丸。用 HCG 刺激试验能证实诊断。该病能造成不育,但自身的雄激素水平可达正常偏低。

胆固醇侧链裂解酶缺陷(StAR 缺陷),以往也称类脂性肾上腺增生,因肾上腺增大并有脂质聚积而得名。为 CAH 中最少见的类型和最严重的类型。该酶存在于肾上腺的线粒体中,位于 15 号染色体,是胆固醇侧链裂解酶,介导 20、22-碳链酶系列反应。当该酶活性障碍时,胆固醇不能向孕烯醇转化,肾上腺和性腺均不能合成类固醇激素。最近表明胆固醇运输功能缺陷是该病更为重要的病因,类固醇激素合成急性调节蛋白(StAR)能刺激胆固醇从线粒体外层向内层输送,功能障碍时急性类固醇的合成步骤受限。性染色体 XY 的男性睾丸不能合成睾酮,可表现有女性外生殖器外观,而女性则可具有正常外生殖器。由于糖皮质激素和盐皮质激素不足,临床表现有营养不良、嗜睡、腹泻、呕吐、低血压、脱水、低钠血症、高血钾和代谢性酸中毒。腹部CT示肾上腺增大,并有脂质堆积。因睾酮分泌少,性征异常表现不明显,该病多数以46,XY存活的患者均作为女性抚养,并施行性腺切除。

(二)诊断

诊断肾上腺疾病引起的男性化改变并不容易。对出现男性化症状的儿童或成人,应明确是否有肾上腺疾病;如属肾上腺疾病还应明确是增生还是肿瘤;如系肿瘤则应准确定位,并判断是良性或恶性。

女性CAH,显微镜下细胞核染色质为阳性,染色体为XX。用尿道镜检查尿生殖窦,可见阴道开口和子宫颈。经插管造影能显示子宫和输卵管。结合尿中类固醇生化检查能明确诊断。

男性CAH的细胞核染色质为阴性,遗传类型为XY,尿中类固醇生化结果与女性CAH相同。

高血压或失钠有助于区别CAH的不同类型,对决定治疗方法有重要意义。生育过CAH患儿的妊娠妇女约有1/4的机会再生育病儿,产前应做羊水分析,如发现羊水中孕烷三醇水平升高,可在胎儿期进行治疗。

女孩肾上腺性男性化必须与体质性多毛或单纯有阴毛出现的早熟相鉴别。因为阴毛过早生长可为早熟,也可能是肾上腺疾病早期表现,这时可能无明显男性化和雄性激素分泌过多的证据。儿童中卵巢雄性细胞瘤极罕见,通过仔细的盆腔检查可以排除。

男孩青春期提前也可以由睾丸非精原细胞型生殖细胞瘤及间质细胞瘤引起。肾上腺病变时双睾丸通常较小。而睾丸肿瘤时一侧睾丸增大。真正由垂体或中枢神经系统病变引起的性早熟,双睾丸发育也提前。已有CAH伴双侧睾丸良性肿瘤的报道,临床上需与睾丸Leydig细胞瘤鉴别。两性儿童均应排除肾上腺肿瘤,血及尿中类固醇检查有助于诊断。

21-羟化酶缺陷时,血浆孕酮和17-羟孕酮水平明显升高,尿17-酮和孕三醇升高。通过放免法测定血浆17-羟孕酮可明确诊断,此法可替代24小时尿中代谢物的测定。1/3～1/2表现有性征异常的女婴虽有21-羟化酶缺陷常不能确诊,随访监测有助于最终确诊。

11-β羟化酶缺陷时血浆11-脱氧皮质醇和11-去氧皮质酮水平升高,尿中17羟和17-酮增加。

诊断3-β羟类固醇脱氢缺陷依据血清17-脱氢孕烯醇酮和脱氢表雄(甾)酮

(DHEA)或 3-β 羟类固醇酶水平升高。

伴有高血压的男性假两性畸形应考虑 17-α 羟化酶缺陷,实验室检测中血清孕酮,DOC,皮质酮,18-羟皮质酮和 ACTH 升高。

B 超、CT 或 MR1 在必要时选用,可发现双侧肾上腺弥漫性增大。21-羟化酶及 3-β 羟类固醇脱氢酶缺陷时盆腔超声确定苗勒氏组织存在也能帮助诊断。如发现女性假两性畸形时,影像学检查能发现存在子宫及增大的肾上腺,而在男性则仅有增大的肾上腺。当肾上腺大小正常,患者表现有男性化时需与真两性畸形鉴别。CAH 经治疗后肾上腺大小能恢复正常。已有 17-α 羟化酶缺陷和 21-羟化酶缺陷伴发肾上腺髓脂肪瘤的报道,通过 CT 观察脂肪密度能做出诊断。

成人肾上腺性征异常症还应考虑与下列疾病相鉴别:①特发性多毛症;②库欣综合征;③斯坦因-利文撒尔综合征;④合并肢端肥大症的肾上腺男性化病;⑤卵巢雄性细胞瘤。

(三)治疗

1.药物治疗

在患儿中应用氢化可的松的目的为:补充不足激素的不足;抑制垂体 ACTH 分泌;阻止肾上腺分泌过多的雄性激素及男性化改变;预防生体过快增长及骨成熟;使正常性腺发育;并纠正水和钠丧失或与之相关的高血压。提倡用药个体化,视病情和年龄而定,原则为使用最小剂量,并能控制生长速度和青春发育时间。

具体方法为,急症治疗可应用等渗盐水静脉滴注纠正钠不足;为防止低血糖需静脉滴注 5% 葡萄糖溶液。盐类固醇替代治疗可每天用氟氢可的松 0.05～0.15mg,而糖皮质激素类替代治疗最好用氢化可的松,口服时 50% 能吸收,治疗量为每天 12.5mg/m²。应激状态时还需额外补充糖皮质激素,如手术应激时的需要量一般为生理替代量的 3～10 倍。在成年女性中,为防止男性化和维持规则的排卵周期,需持续用糖皮质激素治疗,常用泼尼松龙和地塞米松治疗,剂量分别为每天 7.5mg 和 0.5mg。临床治疗标准主要通过测定生长速度、骨龄及有无皮质功能亢进征象来断定。有意义的生化指标包括血浆 17-羟孕酮、ACTH、睾酮、醛固酮和肾素水平检测.要求采集标本时间要一致。

在男性 21-羟化酶缺陷少精症和继发性不育症者可采用糖皮质激素治疗;非典型型 CAH 需要小剂量糖皮质激素治疗。11-β 羟化酶缺陷,3-β 羟类固醇酶脱氢酶缺陷及胆固醇侧链裂解酶缺陷用糖皮质激素治疗方案与 21-羟化酶治疗相似。17、20-分解酶缺陷的治疗为青春期时行外生殖器整形手术,并适当用性激素替代治疗。

17-β羟类固醇脱氢酶缺陷处理上的主要针对性征异常。作为女性抚养的儿童通常选择性腺切除。如果在青春期时做出诊断，患者男性化明显，多选择男性性征改变。选择女性者，作性腺切除，外生殖器重建是必需的，青春期可用雌激素行替代治疗。在需保持男性化的患者中应行睾丸固定和外生殖器重建。有时针对尿道下裂需行尿道成形和阴茎腹屈畸形矫正术。

目前诊断与治疗CAH能在胎儿完成，如通过测量羊水中17-羟孕酮，也可在妊娠前三个月测定HLA基因分型或作HLA中基因DNA分析明确诊断。给母亲服用地塞米松能抑制胎儿ACTH分泌，从而阻止外生殖器男性化。

2.两性畸形的外科治疗

对于生殖器官有异常患者，成功的药物治疗建立后，可以通外科手术达到治疗目的。手术前对本病一般通过染色体检查、血浆类固醇测定、X线、B超及内镜检查来进行诊断和鉴别诊断。要求患者为正常女性或男性染色体。必要时对内生殖器可通过B超或借助腹腔镜了解。如对46,XXCAH男性化的女性患者进行女性化生殖系统成形手术。对性别选择及手术指征掌握原则如下：

(1)抚养性别的选择：出生后确定性别尤为重要，这关系到成人后的心理定位。外生殖器形状也是重要的决定因素，同时也要根据手术后男性或女性性功能可能恢复的程度来决定。

(2)祛除内生殖器：内生殖器官应尽快明确，并确定儿童性别，与性别相矛盾的结构如输卵管、子宫或输精管可在手术中切除，手术施行时间最好在2～3岁时。

(3)切除性腺与激素替代治疗：首先考虑第二性征的形式。真两性畸形中，一侧为睾丸，一侧为卵巢，需切除有矛盾的性腺。对卵睾结构者，作为女孩抚养的患儿，其卵睾组织应保留；而作为男孩抚养者，卵睾可切除。对与青春期第二性征相矛盾的性腺应切除。另外性腺的部位异常者，有时也有性腺切除指征，如腹股沟或阴唇部位的睾丸容易受伤，未降或下降不全的睾丸容易恶变且不易观察。

性激素替代治疗通常根据确诊时患者的年龄，对年轻者推荐使用性激素替代治疗。男性假两性畸形需要用手术矫正外生殖器，并补充雄性激素。≥12岁的女性则补充雌激素。

(4)外生殖器的成形重建手术：手术目的是使外生殖器外观尽可能正常，并争取患者有正常婚姻生活。一般女性器官重建较男性更容易，所以只有在阴茎发育良好的情况下决定做男性化手术。女性手术原则为缩小阴蒂(完全切除或部分切除)，使其接近正常大小，并将尿道和阴道开口重建于会阴部，建议手术在18个月～2岁时施行。男性手术通常在学龄前完成，这些手术包括：阴茎伸直术；尿道成形术;重建阴囊术及睾丸复位固定或切除发育不良的隐睾,并在必要时植入睾丸假体。

二、女性化肾上腺肿瘤

男性患者女性化在肾上腺性征异常症中多数为肾上腺皮质肿瘤所致,成年男性中发生女性化常为肾上腺皮质恶性肿瘤。多数患者发生在 25～50 岁之间。迄今报道的儿童病例仅 10 余例,而成年女性病例则更为罕见。女性化肾上腺肿瘤女性化肾上腺肿瘤绝大多数为高度恶性。从出现症状至死亡一般都在 2 年之内,在一些经手术切除肿瘤的儿童病例中,仅部分患者能长期存活。肿瘤主要经肝、肺和局部淋巴结转移。

(一)临床表现

男性乳房女性化为最常见的表现和主诉,一般以双侧多见,伴有乳房压痛,乳晕区色素沉着。约 1/2 的患者性欲或性功能减退,1/4 者有肥胖,毛发分布呈女性特征,阴茎萎缩,皮肤有紫色条纹,骨质疏松和类固醇性糖尿病,部分患者精子数减少。儿童患者除乳房女性化外,生长及骨质成熟加速。这类肿瘤的瘤体通常很大,临床检查中约 50% 以上的肿瘤于腹部可触及。

(二)诊断

1.症状及体征

单侧或双侧男性乳房女性化,伴乳房压痛,乳晕区色素沉着,毛发呈女性分布,性欲减退,部分患者表现有库欣综合征,如满月脸、皮肤紫纹。少数患者表现有高血压及水肿。腹部通常可触及包块。

2.实验室检查

尿中雌激素增加,以雌甾酮、雌二醇和雌三醇水平增高为主。若孕酮明显升高时能提示癌肿诊断。部分患者尿中 17-OH 和 17-KS 水平升高。

3.影像学检查

B 超、CT 或 MRI 能显示肾上腺部位占位性病变,对该病的诊断和鉴别诊断,对肿瘤有无局部转移、邻近器官受累及情况及手术难易的评估有重要价值。因该肿瘤多数为高度恶性,肿瘤在短期内有远处转移,利用影像学检查有助于诊断。

4.病理学检查

用于术后进一步明确诊断,单从病理学观察,有时鉴别肿瘤是良性或恶性会有一定困难,因此即便诊断为良性腺瘤的患者,术后也应进行长期随访。

（三）治疗

对这类肿瘤的治疗原则是尽早手术,切除范围应包括一侧肾上腺及所有肾上腺周围脂肪、结缔组织和淋巴组织。因对侧肾上腺可能萎缩,术中及术后应适当补充糖皮质激素。经手术治疗后,乳房女性化可消退,性欲恢复及睾丸体积增大,尿中雌激素、17-OH 和 17-KS 水平下降。若术后症状持续存在,类固醇水平不降或上升则提示有分泌功能的肿瘤已转移。对有转移或不能耐受手术者可用邻氯苯对二氯乙烷治疗。

三、男性化肾上腺肿瘤

该病是因为肾上腺皮质肿瘤产生了过量的雄性激素,从而引起男性化表现,儿童和成人均可发病。单纯分泌睾酮的肿瘤罕见,文献中仅约 20 例报道。这类肿瘤可以有完整的包膜,肿瘤切面呈黄褐色,瘤体一般较大,生长迅速,晚期肿瘤可以向邻近组织和器官浸润,并能够沿主动脉淋巴结转移,远处可转移至肺、肝、脑及骨。

（一）临床表现

男女儿童均可表现有肌肉发达、生长迅速、骨龄和骨骺提前融合。青春期前的女孩可见阴毛生长、阴蒂肥大;而男孩可见阴茎、阴毛和腋毛如成人状,前列腺增大,但睾丸体积不大。成年女性患者常见于停经后,有多毛、皮肤痤疮、月经不调、声音低沉、乳房和子宫萎缩等,常伴有高血压。

（二）诊断

1.症状及体征

该病从病史及体格检查中均能发现男性化表现,具体表现同上。

2.实验室检查

血清雄激素水平为必查项目。90% 表现有多毛的女性有睾酮或双氢睾酮水平升高。催乳素升高对排除多囊卵巢综合征有意义。对怀疑库欣综合征者,可用地塞米松抑制试验和测定 24 小时尿游离皮质醇水平进行鉴别。利用 ACTH 刺激试验,测定 0 和 60 分钟 17-羟孕酮和 17-羟烯醇酮水平以筛选出 CAH。

3.影像学检查

CT、MRI 及 B 超对诊断肾上腺占位十分重要,CT 对肾上腺肿瘤的检出率可达 95%～99%,但上述检查均不能鉴别肿瘤有无内分泌功能。腺瘤形态多为圆形,边缘清楚,而肾上腺癌边缘多不规则。IVP 对肾上腺肿瘤的诊断也有一定意义,如瘤体较大时,肾脏可以受压下移,肾上盏有推挤或变形改变。

（三）治疗

该病的首选治疗为手术,通过手术切除腺体肿瘤可以达到治愈的目的,对无明显远处转移的癌肿,应争取做根治性切除。对邻近组织有转移的患者,在手术切除的基础上行放疗或化疗。有明显转移的病变可试用 o,p′DDD,联合氟尿嘧啶(Fu),o,p′DDD 一般应用 10～12g/d。有资料表明前者有特异性抗肾上腺素作用,能改变线粒体的功能,使肾上腺萎缩和坏死。做预防性治疗应考虑到其较大的毒性作用。在治疗转移性癌肿的患者中,该药可以延长患者存活期。毒性作用大小取决于剂量大小,文献中用的最小剂量为 1g/d,o,p′DDD 一般应用 10～12g/d 患者尚能耐受。类固醇激素合成抑制剂,如氨鲁米特、美替拉酮和酮康唑可控制肿瘤激素所引起的临床症状;酮康唑为抗真菌药,已证实能抑制类固醇的生成,其作用为阻断所有 P450 催化反应,每日剂量约 1200mg;氨鲁米特为胆固醇侧链裂解抑制剂,开始剂量为 250mg,每日两次,以后增加至 500mg,每日 4 次;11-β 羟基化抑制剂美替拉酮应用剂量为 500mg,每日 4 次。同样,对恶性肿瘤未能切除者,大剂量的放射治疗,亦可以延长患者的生存期。

第十章　性传播疾病

第一节　淋菌性尿道炎

淋菌性尿道炎是淋病奈瑟菌(淋球菌)感染所引起的泌尿生殖系统的化脓性炎症,主要通过性接触感染,其潜伏期短,传染性强,如不及时治愈,可出现严重的并发症和后遗症。

一、诊断标准

1.临床表现

(1)成人淋病几乎全由性接触传染,可有多性伴,不安全性行为或性伴感染史。少数患者可通过间接接触传染源被感染。

(2)男性无并发症淋病潜伏期2～10天,一般3～5天。

(3)开始出现尿痛、尿急或尿道灼热、不适感。尿道分泌物开始为黏液性,以后出现脓性或脓血性分泌物。少数患者可累及后尿道,出现尿频、会阴部坠胀感。

(4)体检可见尿道口红肿,尿道口黏膜外翻并充满脓液。包皮过长患者可并发包皮龟头炎,龟头表面和包皮内板红肿,有渗出物,局部破溃,可有包皮嵌顿。腹股沟淋巴结可出现肿大、压痛,甚至化脓。少数患者可发生尿道瘘管,瘘管外开口处有脓性分泌物流出。

(5)有明显症状和体征的患者,即使未经治疗,一般在10～14天后逐渐减轻,1个月后症状基本消失,但并未痊愈,可继续向后尿道或上生殖道扩散。发生并发症为淋菌性前列腺炎、精囊炎、附睾炎、尿道狭窄等。

(6)女性患者常因病情隐匿而难以确定潜伏期。可表现为子宫颈炎,尿道炎、尿道旁腺炎、前庭大腺炎、肛周炎。如未及时治疗或治疗不彻底,炎症可上行感染,表现为淋菌性盆腔炎,包括子宫内膜炎、输卵管炎、输卵管卵巢脓肿、盆腔腹膜炎、盆腔脓肿等。

2.辅助检查

(1)显微镜检查:适用于男性急性尿道感染病例的诊断。取男性尿道分泌物涂片做革兰染色,镜检见多形核白细胞内革兰阴性双球菌。

(2)培养法:为淋病的确诊实验,同时可作药物敏感试验,对慢性淋病的诊断,此项检查尤为重要。

二、治疗原则

1.药物治疗

本病一经确诊,应及时应用足量抗菌药物进行一次性治疗。若未治愈,可重复一次。如无效,应更换抗菌药物或联合用药。根据近年来我国淋球菌耐药检测的资料,青霉素和四环素类药物目前已不作为治疗淋病的推荐药物,亦不推荐使用喹诺酮药物治疗淋病。

(1)急性淋菌性尿道炎(宫颈炎)治疗药物:可选用第三代头孢菌素类药物如头孢曲松、头孢克肟,或氨基糖苷类药物如大观霉素等。如果沙眼衣原体感染不能排除,加上抗沙眼衣原体药物如多西环素、米诺环素、阿奇霉素。

(2)慢性淋病:可选用第三代头孢菌素类药物如头孢曲松、头孢克肟,或氨基糖苷类药物如大观霉素等,并且一定要按疗程治疗。如果沙眼衣原体感染不能排除,加上抗沙眼衣原体药物如多西环素、米诺环素、阿奇霉素。治疗期间要反复检查淋菌,如出现尿道狭窄,必要时行尿道扩张等治疗。

2.注意事项

急性期注意休息,大量饮水。忌酒及刺激性食物。重视个人卫生,用具必须消毒,防止传染给他人。治疗期间应注意诊治性伴侣并避免性生活。

3.随诊

治疗后要随诊并判断是否治愈。

注:治愈标准

治疗结束后2周内,症状与体征完全消失;晨尿常规检查阴性;治疗结束后停药3~7天,从患部取材涂片及细菌培养均为阴性。

第二节 非淋菌性尿道炎

非淋菌性尿道炎是指除淋菌以外,沙眼衣原体所引起的尿道感染。

一、诊断标准

1.临床表现

(1)有多性伴,不安全性行为或性伴感染史。

(2)潜伏期 1~3 周,甚至长达 5 周,平均 2 周。

(3)部分男性及大多数女性无自觉症状或症状极轻,不足以引起患者注意。

(4)典型症状为尿道口或尿道内刺痒,灼热感,伴不同程度尿急、尿痛及排尿不畅感。晨起或挤压尿道有少许白色黏液性或淡黄色黏液脓性分泌物。

(5)体检可见尿道口潮红、水肿。挤压尿道有时有少许清亮黏液性分泌物溢出。

2.辅助检查

(1)分泌物涂片革兰染色或培养无淋球菌,镜检则有较多脓细胞。

(2)沙眼衣原体检查

①沙眼衣原体组织培养阳性。

②血清沙眼衣原体抗体水平升高。

③沙眼衣原体核酸扩增实验(PCR)。

二、治疗原则

1.药物治疗

可选用四环素类,如多西环素、米诺环素等;大环内酯类,如红霉素、罗红霉素、克拉霉素、阿奇霉素等。

2.随诊

治疗后要随诊并判断是否治愈。

注:治愈标准

症状完全消失,无尿道分泌物,尿沉渣常规检查白细胞阴性。患者取材涂片,病原体培养及 PCR 结果多次阴性。

第三节 尖锐湿疣

尖锐湿疣又称生殖器疣或性病疣,是由人乳头瘤病毒(HPV)引起并主要通过性传播的皮肤黏膜良性增生性病变。可感染肛周生殖器部位的常见 HPV 有 30 多型,多数 HPV 感染无症状或为亚临床感染,临床可见的尖锐湿疣 90% 以上由

HPV6 型或 HPV11 型引起。

一、诊断标准

1.临床表现

(1)有多性伴、不安全性行为或性伴感染史,或与尖锐湿疣患者有密切的间接接触史。

(2)潜伏期一般为 1～8 个月,平均 3 个月。

(3)好发部位男性好发于龟头、冠状沟、系带、阴茎、尿道口、肛周和阴囊等。女性为大小阴唇、尿道口、阴道口、会阴、肛周、阴道壁、子宫颈等。被动肛交者可发生于肛周、肛管和直肠。口交者可出现在口腔。

(4)皮损初起为局部微小、淡红色丘疹,逐渐发展为乳头状、菜花状或团块状赘生物,可为单发或多发,颜色可从粉红色至深红色、灰白色或棕黑色。少数患者因免疫功能低下或妊娠而发生大体积疣,可累及整个外阴、肛周及臀沟。表面可有分泌物、糜烂或溃疡,继发感染时可有恶臭。

(5)阴道内湿疣可致白带增多、瘙痒,偶有性交后出血。

(6)直肠内湿疣可伴疼痛和里急后重感。

2.辅助检查

(1)醋酸白试验:用 3%～5% 醋酸涂抹或滴于可疑皮损处以及周围皮肤黏膜,在 3～5 分钟内,如见到均匀一致的变白区域为阳性反应。该实验并非 HPV 感染的特异性实验。局部有炎症、表皮增生或外伤等时可出现假阳性。醋酸白试验阴性也不能排除 HPV 感染。

(2)阴道镜检查:可直接观察到湿疣,也可结合醋酸白试验发现细小疣体。

(3)组织病理学检查:可见到棘层肥厚,棘层内可见到挖空细胞。

(4)细胞学检查:可见到空泡细胞及角化不良细胞。

(5)抗原检测:免疫组织化学法检测标本 HPV 抗原阳性。

二、治疗原则

1.局部用药治疗

适用于中等以下大小的疣体(单个疣体直径＜5mm,疣体团块直径＜10mm,疣体数目＜15 个),一般可由患者自己外用药物治疗。

(1)33.3%～50% 三氯醋酸溶液外涂患处,每日 1～2 次,至疣体消失止。

(2)0.5% 足叶草毒素酊:外用每日 2 次,连续 3 日,随后停药 4 日,7 日为 1 个疗程。如有必要,可再重复治疗达 4 个疗程。适用于治疗直径不大于 10mm 的生殖期疣,用药疣体总面积不应超过 10cm²,日用药总量不应超过 0.5ml。用药后应待局部药物自然干燥。副作用以局部刺激反应为主,可有瘙痒、灼痛、红肿、糜烂及坏死。因此类药物有致畸作用,孕妇禁用。

(3)2.5%氟尿嘧啶软膏:外涂患处,每日 1～2 次,注意保护正常皮肤与黏膜。

(4)3%肽丁胺软膏:外涂患处,每日 1～2 次。

(5)5%咪喹莫特霜:隔日 1 次,晚间用药,3 次/周,用药 10 小时后,以肥皂和水清洗用药部位,最长可用至 16 周。副作用以局部刺激作用为主,可有瘙痒、灼痛、红肿、糜烂。用药后出现红斑不是停药指征,出现糜烂或破损需停药并复诊。妊娠期咪喹莫特的安全性尚未确立,孕妇忌用。

2.物理治疗

(1)CO₂ 激光治疗:可使疣体气化。包皮过长者,在激光治疗后 2～3 周应行包皮环切术,消除 HPV 繁殖环境。

(2)高频电刀电灼:效果与激光相仿。

(3)液氮冷冻:适用于较多疣体表面,缺点是复发率高。禁用于腔道内疣,以免发生阴道直肠瘘等。

3.手术治疗

适用于大体积疣体,对药物或物理治疗疗效欠佳且短期内反复发作的疣体也应考虑外科手术切除。发生在包皮上的尖锐湿疣,如疣体较小,可直接作包皮环切术。

4.免疫治疗

(1)干扰素肌内注射或疣体基底部注射。干扰素具有广谱抗病毒和免疫调节作用,因对其疗效缺乏确切评估,且系统治疗费用较高,一般不推荐常规应用。用于疣体基底部注射,3 次/周,共 4～12 周,有一定疗效。

(2)转移因子皮下注射。

(3)左旋咪唑口服。

(4)白介素-2 或胸腺肽肌内注射。

5.亚临床感染的处理

对于无症状的亚临床感染,目前尚无有效的处理办法,一般不推荐治疗,因为尚无有效办法将 HPV 清除出感染细胞,且过度治疗反而引起不良后果。处理以密切随访及预防向他人传染为主。

注:治愈标准

尖锐湿疣的预后一般良好,虽然治疗后复发率较高,但通过正确处理,最终可达临床治愈。治愈标准为治疗后疣体消失,目前多数学者认为治疗后 6 个月无复发者,则复发几率极小。

第四节　软下疳

软下疳是由杜克雷嗜血杆菌感染所致的生殖器部位疼痛剧烈、质地柔软的化脓性溃疡,常合并腹股沟淋巴结化脓性病变。主要通过性接触传播。

一、诊断标准

1.临床表现

(1)有多性伴、不安全性行为,或性伴感染史。

(2)潜伏期 3～14 天,平均 4～7 天。

(3)接触病原体 3～14 天后,感染部位出现小的炎性丘疹或结节,周围绕以红晕。1～2 天后,迅速变成脓疱,3～5 天后损害继续侵蚀患处,形成疼痛剧烈的深溃疡。溃疡边缘不整齐,呈潜蚀性。由于自身接种,周围可出现卫星状溃疡病变,可相互融合成大溃疡。溃疡表面有灰黄色脓性分泌物,去掉表面分泌物,溃疡基底部可见颗粒状肉芽组织增生。

(4)男性好发于冠状沟、包皮、包皮系带、龟头、阴茎体、会阴部以及肛周等部位。女性主要发生于阴道口、大小阴唇、阴蒂、前庭、阴唇系带、子宫颈、会阴部以及肛周,甚至乳房、口腔内、大腿内侧、手指等处。

(5)原发损害出现后的 1～2 周内,30%～60% 的患者出现腹股沟疼痛性化脓性淋巴结炎,即软下疳横痃,常为单侧,也可双侧受累。部分患者病情可继续进展,淋巴结进一步化脓、肿大,肿大的淋巴结可自然破溃,形成窦道和溃疡,尤其是窦道开口呈"鱼口样",具有特征性。

(6)并发症可有包皮炎、嵌顿包茎、尿道瘘、尿道狭窄、阴茎干淋巴管炎、阴囊或阴唇象皮肿、溃疡及继发感染等。

2.辅助检查

(1)涂片、革兰染色:从脓疱中抽取脓液或溃疡潜行边缘下取其渗出物涂片作革兰染色,部分病例可发现革兰染色阴性杜克雷嗜血杆菌。此法敏感性差。

(2)细菌培养:取脓液杜克雷嗜血杆菌培养阳性。

(3)组织病理:有符合软下疳溃疡的组织病理表现。

(4)核酸检测:聚合酶链反应检测杜克雷嗜血杆菌核酸阳性。

二、治疗原则

1.全身药物治疗

可选用头孢菌素类药物如头孢曲松,四环素类药物如多西环素、米诺环素,大环内酯类药物如红霉素、罗红霉素、阿奇霉素,磺胺类药物及喹诺酮类药物等。头孢曲松250mg单次肌内注射或阿奇霉素1g单次口服。18岁以下者禁用喹诺酮类药物。

2.局部治疗

(1)淋巴结脓肿:可用空针反复抽取脓液并注入磺胺药,包扎。效果不佳者可切开引流。

(2)溃疡局部:可用1:5000高锰酸钾溶液清洗,然后敷以磺胺粉或其他抗菌药物软膏。

(3)包皮嵌顿可作背侧切开术。

(4)不可恢复的包皮橡皮肿:可考虑做整形手术。

(5)治疗期间禁性生活,以免传染他人。对性伴侣也要进行追踪防治,做到早发现、早治疗。

第十一章　输尿管镜技术

20世纪70年代末,输尿管镜开始应用于临床,经过近30年的不断完善,输尿管镜的临床应用范围越来越广泛。随着输尿管镜技术的进步及配套设施的不断完善,输尿管镜技术将在泌尿系统疾病的诊断和治疗中起到更加重要的作用。

一、输尿管镜检查术

(一)适应证

1.以诊断为目的的适应证

(1)静脉尿路造影或CTU发现肾盂、输尿管有充盈缺损者,输尿管镜检查可进一步明确病变的性质。

(2)各种检查正常,但尿细胞学检查发现有肿瘤细胞者。

(3)尿路造影检查输尿管狭窄或梗阻,需要进一步明确病因。

(4)上尿路原位癌或表浅肿瘤的活检。

(5)肾盂或输尿管肿瘤局部非根治性切除术后随诊。

(6)来自上尿路的血尿,需要进一步查找病因。

2.以治疗为目的的适应证

(1)肾盂、输尿管结石。

(2)体外冲击波碎石术后形成输尿管“石街”的治疗。

(3)肾盂、输尿管异物。在拔除肾造口管或输尿管支架管时发生断裂,致使部分导管残留于肾盂、输尿管内,输尿管内支架管移位或支架管一端未置入膀胱内,均可用输尿管镜取出。

(4)输尿管狭窄行扩张、内切开手术治疗,并放置输尿管内支架管。

(5)肾盂、输尿管表浅肿瘤电灼、电切术。

(6)上尿路出血时电灼止血。

(二)禁忌证

(1)全身出血性疾病的患者。

（2）全身情况差无法耐受手术者。

（3）泌尿系感染急性期患者。

（4）尿道狭窄、前列腺增生影响输尿管镜进入者。

（5）有盆腔外伤、手术及放疗等病史者。

（6）结石远端输尿管狭窄或严重弯曲者。

（7）无法摆截石位者,如髋关节畸形。

（三）麻醉

通常采用硬膜外麻醉,不能采用硬膜外麻醉的患者也可采用静脉麻醉。

（四）体位

截石位,此外,可根据术中情况采用健侧或患侧下肢低垂的截石位。

（五）术前准备

（1）常规检查血、尿、肝肾功能、血小板计数、出凝血时间,了解患者一般情况,能否进行手术。

（2）术前应做 CTU 或 IVP,了解患者双肾功能、尿路形态、输尿管走向、粗细、有无畸形。

（3）术前控制尿路感染。

（4）术前禁饮食,排空大便,或清洁灌肠。手术当天术前定位片,了解术前结石位置。

（六）手术步骤

（1）男性患者首先提起阴茎使镜体达精阜后再将阴茎和镜体转为水平,在灌注泵的水压作用下使后尿道冲开,同时将镜体进入膀胱。女性患者用左手手指分开小阴唇,确定尿道外口后,直视下将输尿管镜插入膀胱内。

（2）输尿管镜下先观察膀胱,了解膀胱内情况和双侧输尿管开口情况,包括开口大小、位置、有无结石,最后进行术侧输尿管镜进镜。

（3）向手术侧输尿管内插入斑马导丝,输尿管镜顺导丝贴近管口,再将镜体旋转 180°,斜面朝上,镜尖贴近 6 点处,液压灌注下使输尿管口冲开,轻推镜体使其进入壁间段后,再将镜体转为原位。

（4）利用灌注液使输尿管膨胀,慢慢推进镜体,注意保持整个输尿管管腔位于输尿管镜视野中央。

（5）镜体进入壁间段后可将体位转为头低脚高位,同时腰部垫高,使输尿管拉直便于镜体进入。

（6）输尿管镜进入输尿管后,沿着导丝逐步进入,行检查或治疗。在输尿管镜上行过程中,应始终保持导丝在视野中央,严禁暴力上行,防止输尿管穿孔或撕脱。

(7)手术结束后根据术中情况决定是否留置支架管。

(七)风险防范

1.输尿管镜进镜操作

从膀胱内将输尿管镜插入到输尿管下段是手术成功的关键。初学者90%进镜困难,熟练者约20%进镜不顺利。采用"上挑式"入镜可减少损伤,提高置镜成功率,切忌强行入镜。具体做法为:在导丝引导下,旋转内镜180°,用镜上端挑起输尿管开口上唇而进镜。进镜前插入斑马导丝,稍上翘内镜,见导管与管壁的间隙大小,即可知道能否顺利进镜,开口较大者,稍旋转30°～60°,即能顺利进入输尿管。输尿管开口形状多,我们的体会是隧道状,长圆形开口易进入,裂隙状、新月状开口较难进入。输尿管开口面朝尿道内口者易进入,开口面朝膀胱顶者较难进入,开口朝向膀胱底者更难进入。对于初学者,开口极小,或炎性狭窄者,进镜困难时可置入导丝后用输尿管扩张管逐号扩张然后进镜。膀胱充盈以150～200ml为宜,过度充盈致输尿管开口向外上方抬高,难以入镜,易致输尿管开口损伤;壁间段结石嵌顿导致开口水肿,此时灌注压不宜过高,避免强烈冲击进一步加重局部水肿,入镜困难。

2.输尿管扭曲处理

正常输尿管有一定的柔韧性,因此输尿管镜插入输尿管有一定移动范围,所以硬镜亦能进入肾盂。如输尿管扭曲严重,可致手术失败。遇到扭曲首先要搞清扭曲的部位,成角大小,扭曲原因。扭曲为输尿管收缩引起者,待收缩蠕动波过后再推镜。扭曲为呼吸引起者,让患者减慢呼吸,助手在台下用手上托肾脏。肾积水引起者,先插导管到肾盂,放出积水再进镜。遇输尿管扭曲时进镜的技巧是:插入质硬导丝,超出内镜前端1.5～2cm,使前方输尿管摆直,然后进镜,然后再向前插入导管再推镜,如蛇蠕动一样。依扭曲方向不同,改变患者体位,与调整内镜角度相配合,一般让患者头低脚低位,健侧大腿放低有利于操作。

3.出血致视野不清的处理

输尿管镜手术一般出血不凶猛,大多数术后置管出血将停止。出血的主要危害是术中术野不清,影响手术操作。操作时间短者,适度加压注水,保持术野清晰,迅速完成手术。无灌注泵时用大注射器直接注水。手术时间长,冲水视野仍不清晰,上推内镜用镜身压迫止血,数分钟后退镜,取石钳夹除血块后继续手术。

4.穿孔时如何找到正常管腔

输尿管镜手术穿孔的原因是:视野不清,盲目进镜或输尿管卡压较紧,暴力推镜。发生穿孔原则上应停止手术,放置双"J"管引流。输尿管穿孔或形成黏膜下假道,不论放管,还是继续手术,有时插管推镜总是进入假道或输尿管外,其原因是冲水时,水进入假道,黏膜向正常侧合拢,找不到正常输尿管腔,特别是黏膜下假道形成时,这种困难尤其突出。找到正常输尿管最简单且实用的方法是先退镜到正常部位,看见正常黏膜后,缓慢进镜,水流不宜过大,在正常淡红色黏膜消失的边界停止,根据假道与正常输尿管方向,用导丝向对侧方位试插,若能顺利插上即为正常通道,再沿着导丝进镜,一般都能成功。若仍无法找到,可静脉推注亚甲蓝观察亚甲蓝流向;或行经皮肾镜穿刺顺行放置导丝。

5.具体问题处理

(1)输尿管损伤:输尿管损伤是输尿管镜手术最主要的并发症,文献报道输尿管损伤发生率2‰～8‰,多发生于开展早期,随着经验的增长,并发症逐年下降。输尿管损伤包括输尿管开口的损伤、黏膜下假道形成、黏膜损伤、穿孔、撕脱、断裂等。

①输尿管穿孔:Schuter 等报道在输尿管镜手术中,输尿管穿孔的发生率为 4.7%。国内有学者报道其发生率为 1.2%～6.2%。其原因有,操作者缺乏经验;输尿管有明显炎症、水肿,局部管壁脆性高,或输尿管扩张迂曲、扭曲成角、狭窄或结石有息肉包裹,视野不清,强行进镜而发生穿孔;盲目使用气压弹道探针碎石,或用取石钳、套石篮取石,造成管壁损伤、穿孔。在操作中若出现突破感,见到管腔外淡黄色脂肪和灰白色网样疏松组织即为穿孔表现。

防治措施:在直视下操作,轻柔进镜,做到见腔进镜,无腔退镜,进退结合。发生输尿管痉挛、输尿管镜抱紧感时,应停止操作,等待痉挛过后再开始操作或注入1%利多卡因 5ml,缓解痉挛。穿孔发生后,若穿孔较小,可放置双"J"管引流,防止尿液外渗;若较大穿孔、尿液外渗严重或支架管无法超越穿孔处时,应立即手术探查,修补损伤的输尿管。

②输尿管黏膜下假道:为输尿管镜或其附属器械贯穿输尿管黏膜但没有贯穿输尿管壁和黏膜下层。输尿管黏膜下假道常发生于插管时或结石阻塞处,前者多由于插管时遇阻力稍用力或强力即有明显突破感,输尿管镜潜行于黏膜;后者多因探针在碎石时直接撞击在输尿管壁上。若发现黏膜下假道,须先退镜到正常部位,看到正常黏膜后,再缓慢进镜,冲水,获得清晰视野,看清正常管道后,在导丝引导下进镜、碎石、置管。如果不能找到正常的管腔,应结束手术;严重损伤或考虑穿孔等,则需及时开放手术处理。

预防假道发生,插管时遇阻力时不可强力操作,应在导丝引导下、高压水冲洗下边进镜边插管。碎石过程中探针始终应对准结石,探针滑脱时应立即松开控制踏板。

③输尿管断裂或黏膜撕脱:是输尿管镜手术中最严重的并发症,临床上时有发生。输尿管断裂多因手术过程中结石较大强行取出、输尿管壁水肿明显、动作粗暴等原因引起。处理,当发生输尿管断裂时,停止输尿管镜操作,改开放手术,恢复输尿管的连续性。输尿管黏膜撕脱主要原因是输尿管狭窄,同时还与操作不熟练、操作时间过长、镜体抱紧感时强行进退镜等操作有关。对于输尿管黏膜撕脱的处理,轻度撕脱,采用镜下复位并放置支架管,保证引流通畅,多能愈合,而对于长段输尿管黏膜撕脱应及时手术。大段输尿管不完全撕脱,应该行开放手术吻合;大段输尿管的完全撕脱,如果必须保留患侧肾脏,可以根据情况选择代输尿管手术或者单纯肾造口;如果患侧病损明显,对侧肾脏完好,且估计输尿管修复后并发症多的病例,最好行患肾切除。

(2)感染:术后感染也是输尿管镜手术的严重并发症之一。轻者患者出现发热、重者患者出现脓毒血症、败血症,甚至感染性休克危及生命。感染多由于原有泌尿系感染未控制及结石内包裹病原菌,而输尿管镜手术本身属于一种介入性治疗方法,手术时会有不同程度黏膜的损伤,破坏了原有的生理屏障。同时,为了保持术中视野的清晰需高压水灌注,但这样易导致肾小管、淋巴管、肾窦部的反流,使病原菌入血。另外器械污染、尿外渗、术后引流不畅、尿路梗阻等也可导致感染。因此,术前应充分检查,及时发现隐匿病灶,对于重度积水和感染患者必要时行术前引流;严格无菌操作,调节灌洗液流速及压力,压力不能过高,提高碎石技巧,尽量减少操作时间,术后留置内引流管,保证引流通畅,适当应用抗生素等可大大减少术后感染的概率。

(3)腰痛:术后腰痛原因较多,如术中灌注压力过大、时间过长,导致肾盂内压力升高、肾实质反流;另外,术后感染、结石残留及输尿管痉挛引起尿路梗阻等亦可引起腰痛。术后应常规留置双"J"管,其优点在于可尽快引流术中灌注液,减少肾盂压力,预防输尿管水肿所导致的术后梗阻及"石街"形成,明显减少术后腰痛的概率,减少上尿路感染的机会,有利于结石排出及防止输尿管狭窄。另外,留置双"J"管后再行体外震波碎石术有利于提高碎石成功率及结石的排出,对于残留结石术后需行体外震波碎石术的患者更有必要。如术中操作顺利,时间短,损伤小,可将双"J"管缝合于尿管上,3~5d后与尿管一并拔除。对于损伤大,时间长,需术后进一步行体外震波碎石术,或合并有输尿管损伤者,应留置双"J"管 3~4 周。

(4)血尿:正常操作情况下,输尿管镜术后均伴有不同程度血尿,由于息肉较多或结石嵌顿部位输尿管脆性高时,动作粗暴的钳夹息肉或去除黏膜嵌顿的结石块亦可导致较严重的肉眼血尿,一般不需特殊治疗,多能自行消失。如 3d 后仍有肉眼血尿,可用止血药,如氨甲苯酸(止血芳酸)、邦亭等。手术操作时要轻巧,不要反复用取石钳取石可减少损伤,从而减少出血。

(5)输尿管腔内异物残留:输尿管腔内异物残留多为套石篮前端的导丝或网丝、塑料制导管折断等,预防异物残留主要应在操作前仔细检查套石网篮、取石钳、导丝、导管的完整性,镜子在推进过程中应不时牵拉及活动导丝(管),防止导丝在管腔内打折,镜口将之折断。

(6)输尿管口和输尿管狭窄:输尿管口和输尿管狭窄为主要的远期并发症,其发生率为 0.6%～1%。原因主要有术中输尿管口严重撕裂假道形成无法置入双"J"管;术后形成瘢痕狭窄;碎石嵌顿于炎性息肉内未被清除干净,术后形成炎性肉芽梗阻;术中灼切炎性息肉过度致术后输尿管纤维化。对于输尿管狭窄可行输尿管狭窄内切开或狭窄段切除端-端吻合术;对于输尿管闭塞:输尿管狭窄段切除端-端吻合术或输尿管膀胱再植术。

二、输尿管结石气压弹道碎石术

对于输尿管结石,目前仍认为 ESWL 为首选治疗方法,但结石的部位、大小及停留时间长短等因素均对 ESWL 治疗效果产生一定影响。相比之下,URL 对 X 线阴性结石、>1cm 且在输尿管内停留时间长的结石、双侧输尿管结石及单侧多发性结石的疗效明显优于 ESWL。尤其在输尿管中下段结石的处理上,因操作相对容易、成功率高,而并发症发生率低,其优越性表现得十分突出。目前,URL 已与 ESWL 同为输尿管中下段结石的一线治疗方法,许多医院还把 URL 作为治疗首选。至于 ESWL 失败病例及 ESWL 后输尿管"石街",URL 更是具有不可替代的作用。此外,对于结石梗阻性急性肾衰竭、妊娠合并输尿管结石、移植肾输尿管结石等特殊病例,URL 也具有独特的应用优势。

输尿管镜碎石术的主要器械输尿管镜有硬镜和软镜两大类。目前广泛使用的硬性输尿管镜为半硬性输尿管镜,它具有更小的外径,更大的工作通道,更容易到达输尿管上段;软镜可以较硬镜更容易顺利到达输尿管上段以及肾脏集合系统。但是软镜也会因为其的柔软性而总是易于退回膀胱内,故而并不推荐治疗输尿管下段结石。近来新改良的 Storz 半硬式输尿管镜,增强了最大偏向性,使其在输尿管手术中体现出明显的优势。

目前,常用的腔内碎石术有超声碎石术(USL)、液电碎石术(EHL)、气压弹道碎石术(PL)和钬激光碎石术(HLL)等。相对而言,USL 的效率较低,而 EHL 的并发症发生率较高,临床应用最多的是 PL 和 HLL。PL 是 20 世纪 90 年代开展的新型高效腔内碎石技术,该方法能击碎各种结石,操作安全简便,且不产生热效应,从而对输尿管壁不产生热损伤。HLL 以其高效的碎石能力及很小的组织穿透性成为目前公认最好的能量源,而且它也是唯一可以适用于软镜的碎石设备,尤其是对并发狭窄或息肉致尿路梗阻者,可用激光行狭窄段切开或息肉电灼,这是其他能量源所不具备的。此外,它还便于治疗小儿、孕妇泌尿系结石。采用 HLL 治疗输尿管结石,成功率可达 90% 以上。HLL 已给泌尿系结石的治疗带来又一革命性变化。

(一)适应证
(1)输尿管中段、下段结石。

(2)ESWL 后的石街。

(3)结石并发可疑的尿路上皮肿瘤。

(二)禁忌证
(1)不能控制的全身出血性疾病。

(2)严重的心肺功能不全,无法耐受手术。

(3)未控制的泌尿系感染。

(4)严重尿道狭窄,腔内无法手术解决。

(5)无法摆截石位者,如髋关节畸形。

(三)术前准备
(1)术前常规检查同开放手术,了解患者一般情况。

(2)术前控制尿路感染。

(3)手术当天术前定位片,了解术前结石位置。

(四)操作器械
除输尿管镜外尚需要下列器械。

(1)气压弹道碎石装置并调试。

(2)取石钳、取石篮。

(3)输尿管扩张套装。

(4)斑马导丝,双"J"管。

(5)部分患者息肉增生明显,可能需要输尿管镜电切器械。

（五）操作步骤

1.麻醉选择

持续硬膜外麻醉或全麻。

2.体位

截石位。

3.输尿管镜进镜

输尿管镜进入膀胱观察膀胱情况后,斑马导丝置入术侧输尿管,输尿管镜沿导丝进入术侧输尿管。在上行过程中,了解结石以下输尿管情况和结石处输尿管有无狭窄,有无炎性息肉,若炎性息肉遮盖结石导致无法看到时可用电切电极切除息肉,直到看到结石。

4.气压弹道碎石

(1)输尿管镜看到结石后,略升高灌洗液压力,使包裹结石的黏膜从结石上能分离,然后调低水压。

(2)气压弹道探针进入输尿管镜,直视下进行碎石,结石击碎后水压要调小防止结石冲回肾脏。

(3)取石钳或取石篮取出较大的结石,放入膀胱让患者自行排出。

5.碎石结束后

常规放置双"J"管作内引流,防止术后感染和影响肾功能。

（六）术后处理

(1)术后常规使用抗生素5～7d。

(2)观察尿液颜色变化、尿中有否结石排出,有条件的可做结石成分分析。

(3)观察体温变化及腰部体征,鼓励患者多饮水,防止上尿路感染。

(4)留置双"J"管,一般2～4周拔除,留置导尿管若无尿路感染1～2d拔除,有尿路感染尿检阴性后拔除。

（七）风险防范

(1)注水压力勿过大,以注水压力要求刚好看清结石即可。

(2)术中如发生出血或视野不清,可间歇开放出水管,降低肾盂内压力,可留置F8号导尿管防止膀胱过度充盈。

(3)注意勿专注于碎石而将输尿管镜随结石不自主地上移。

(4)上行移位的处理:结石上移到肾盂、肾盏内是输尿管镜治疗上段结石不成功的主要原因。防止结石上移的方法是:内镜到达上段减小灌注液体量,或停止进水在导丝引导下推镜;尽量钳夹取石;碎石时探针不宜直接对准结石下端,而是对准侧面碎石;侧摆输尿管镜,将结石抵于输尿管壁再碎石;碎石时冲击数次见结石上移后,用取石钳夹住拖下再碎石,使用气压弹道碎石机,冲击数十次可使结石裂开;气囊导管超过结石,气囊注水防结石上移;或用套石篮固定结石;结石移位不在视野内,注射器接镜回抽,结石随肾盂内灌注液流出而下移。

(5)结石紧靠在狭窄上方的处理:结石紧靠在狭窄上方会使术者操作不便,可依下列步骤逐步处理。先试插斑马导丝,受阻后一边推,一边旋转导丝,设法跨过结石;用输尿管导管或取石钳上顶结石;球囊导管扩张狭窄;如果导管被结石所阻,无法扩张,可使用长锷钳,均匀用力扩开钳顶端,扩张狭窄;用碎石机盲打,先用探针前顶,感到撞击到结石,再踏开关,单发碎石。结石打碎,通道建立,为狭窄扩张提供了途径,狭窄扩张后又为取尽结石提供了通道。

(6)输尿管结石合并息肉的处理:如息肉小、结石不固定,输尿管镜可穿过息肉,先用弹道碎石冲击杆将结石击碎取出,再用输尿管钳处理息肉;如息肉大,占据视野,且输尿管镜不易穿过,可在输尿管镜下先用输尿管钳或电切设备处理息肉组织,暴露结石后将结石击碎取出。但有时息肉及肉芽组织包裹结石紧密,输尿管钳先处理息肉亦较困难,此时可将碎石冲击杆贴近结石及息肉,凭据冲击杆手的手感顶住结石部位,采用短暂单击盲打方法部分击碎结石,配合间断灌注冲水,多可看见结石,再采用上述方法处理结石及息肉,但不可长时间连击盲打。如采用钬激光碎石,则步骤相对简便,利用钬激光既可碎石,也可切割息肉。

(7)输尿管镜下套石篮的应用:套石篮可单用于取石或配合碎石应用,先用其套住结石使结石不上移,再用冲击杆碎石。单用套石篮取石仅在下列情况下应用:①结石未嵌顿在息肉及黏膜中;②结石未完全占据输尿管腔;③结石无锐角;④套住结石后下拉无明显阻力。单用套石篮取石不慎可造成较严重的输尿管断裂及黏膜剥脱伤。

第十二章　肾移植

肾移植是治疗终末期肾病最经济有效的方法。在过去 15 年里,透析与肾脏移植均取得很大进展,但现有资料显示,成功的肾移植可显著提高终末期肾病患者的生活质量,减少并发症的发生,并降低终末期肾病的死亡率。现在,美国每年完成的肾移植在 13000 例以上,随着供肾保存技术的提高,经腹腔镜行活体供肾摘取的采用及特异性更高的免疫抑制方法的发展,肾移植的成功率将进一步提高,所以每年肾移植的例数也会继续增多。

在过去 30 年,移植入肾 1 年存活率已获极大提高。1 年人存活率从约 50% 提高至 92%。移植肾存活率也有类似变化趋势,当前 1 年肾存活率,遗体供肾移植是 80%~85%,活体供肾移植在 90% 以上。但如前所述,过去 10 年的移植肾丢失仍较高,主要由于慢性排斥和患者死亡,肾功能正常患者死亡占移植肾丢失原因的第 2 位。术后第 1 年肾功能正常患者死亡原因主要是原有的心血管疾病。术后 10 年,遗体供肾移植肾功能仍正常的不到 40%~50%。

一、受者的选择和准备

目前还没有明确认定哪些患者因肾移植后并发症发生率与死亡率增高而不能行肾移植手术。除了活动性感染与恶性肿瘤外,现已很少有肾移植绝对禁忌证。随着供受者存活率的提高,对肾移植的限制已越来越少。一般肾移植受者年龄的上限是 70 岁,但肾移植的选择须个体化,如患者的预期存活时间小于 5 年,则应继续维持透析治疗。是否行肾移植手术取决于移植风险的评估,包括死亡率与移植物丢失是否增加。肾移植受者选择时,下列危险因素有助于确定高危患者并在诊治方面加以特殊考虑。

(一)心脏状况

待移植患者既往如有冠心病或糖尿病史,或属高龄,即认为有冠心病危险因素,应行冠状动脉造影。Doppler 超声心动等非侵袭性检查也有帮助,但这些检查不能有效区分哪些患者适于外科手术治疗,哪些患者属高风险或不适于外科治疗。

对于前一种情况,在移植前行冠脉搭桥手术可有效降低肾移植死亡率。

(二)恶性肿瘤

活动性恶性肿瘤是肾移植的绝对禁忌证。当前的免疫抑制药物可促进肿瘤微小转移灶的生长。各种肿瘤在实体瘤切除后再行肾移植的安全等待期并不相同,这取决于当时肿瘤的分级和分期及转移的相关风险。等待时间从低转移风险肿瘤的 1～2 年到高转移风险肿瘤的 5～6 年不等。有报道大部分肿瘤在移植后 2 年内复发。肿瘤切除后经密切随访并对其转移和复发风险进行评估后,有些患者也可安全地行肾移植手术。

(三)感染

活动性感染是肾移植的绝对禁忌证。对于膀胱炎、肾盂肾炎和前列腺炎等尿路感染,应区别仅是表面细菌增殖还是组织侵入性感染。如是前者,在肾移植膀胱打开前,采用留置三腔 Foley 尿管,抗生素膀胱冲洗并全身应用抗生素治疗即可控制细菌感染。待移植患者如有复发性尿路感染,则应在移植前行全面的泌尿系统检查,以明确感染的原因。

人类免疫缺陷病毒(HIV)感染被认为是一种活动性感染,由于此类患者终将发展为获得性免疫缺陷综合征,故均不考虑行肾移植手术。

(四)全身性与代谢性疾病

病毒性肝炎(HCV 抗体阳性和 HBV 抗原阳性)可导致进展性肝硬化的发生率和死亡率增加 2～3 倍。病毒性肝炎属移植的相对禁忌证,但如组织学证据显示无活动性肝功能不全,告知患者移植后可能出现的问题并获其同意的情况下,仍可行肾移植。与此类似,对于活动性和广泛性的全身性疾病,如 Fabry 病、胱氨酸病、脉管炎、系统性红斑狼疮、淀粉样变性病和草酸盐沉着症等,在确定移植前,亦应对每一个体进行具体分析和详细评估。其基本原则是移植后患者所获益处超过发生术后并发症的相对风险。

(五)胃肠道疾病

患者如有活动性消化性溃疡,应在移植前予以治疗直至完全缓解。在移植前如怀疑有消化性溃疡,则需行内镜检查以明确诊断,必要时,甚至需推迟肾移植手术。当症状和大便潜血提示下消化道疾病时,应行泛影酸钠灌肠造影或结肠镜检以了解是否有炎性肠疾病或潜在恶性肿瘤的可能。有憩室炎病史的患者在移植后应密切观察。

(六)泌尿生殖系疾病

有泌尿系功能障碍或复发性尿路感染病史患者应行排泄性膀胱尿道造影,以排除膀胱输尿管反流并评估下尿路功能。如有较多的残余尿,可进一步行尿动力学检查,以排除膀胱或膀胱颈痉挛以及尿道括约肌和尿道梗阻。有时,3度以上的膀胱输尿管反流(肾积水)需行双侧肾切除。当3度以上反流而又伴膀胱缩小和无顺应性时,则需行膀胱扩大术以形成一个压力低的贮尿器官。尽管膀胱扩大术后的生活质量要高些,但如膀胱不可修复或不可利用时,也可采用回肠代膀胱作为肾移植后的尿液引流。尿液内引流一般要优于外引流。此外,膀胱以上的尿液引流可导致20%的男性患者发生脓性膀胱炎。胃、回肠和结肠已用于膀胱扩大术,以增加贮尿容积。这些方法有其各自特殊的并发症,也有人对常规使用这些方法提出疑问。自身扩张的输尿管也曾用于膀胱扩大术。神经源性膀胱患者肾移植前就可采用这种自身输尿管膀胱成形扩大术。神经源性膀胱患者多由于重度膀胱输尿管反流引起反复化脓性肾盂肾炎,在肾移植时须行患肾切除,故自身输尿管膀胱扩大术正适合于这种情况,而避免了采用消化道扩大膀胱所带来的并发症。

(七)远端尿路梗阻

不完全尿道狭窄和前列腺增生可以在肾移植后通过外科手术得以矫正。这些患者在移植前多由于肾衰竭而无尿,肾移植后产生的尿液常可减轻膀胱颈挛缩及由此所致的尿道狭窄。此外,大部分患者在肾移植后膀胱逼尿肌功能可得以完全恢复,但需一段时间,在此期间,患者可采用间歇性清洁直接导尿或耻骨上膀胱造瘘。

(八)获得性肾囊性疾病(ARCD)和肾细胞癌(RCC)的危险

慢性肾衰竭是ARCD和RCC的高危因素。ARCD是一种双侧性和癌前病变,其中45%以上发生于肾衰竭超过3年者。20%的ARCD患者将发生肾肿瘤,其中1%～2%发生全身转移。终末期肾病患者在肾移植前需行超声检查以排除RCC。具有单个高危因素(腰痛、既往有肾肿瘤病史或肉眼血尿)或2个中等危险因素(ARCD增大、透析4年以上、男性或可疑肾肿瘤)的患者应进行这项检查。怀疑肾肿瘤时,应定期行影像学检查(最好行CT检查)随访,一旦确定肾肿瘤时,应行根治性肾切除。

(九)腹膜透析(PD)

大部分活体亲属供肾的移植受者在移植手术完成后,在麻醉状态下,可同时拔除PD导管。对于遗体供肾移植受者,由于肾功能恢复较晚及高免疫排斥风险,PD导管拔除可稍晚些。一旦需要腹膜透析,移植术后也可立即进行。当肾功能恢复后,PD导管的拔除也相当容易(一般在术后1～8周,局麻下拔除)。

（十）移植前双侧自身肾脏切除

移植前自身肾脏很少需要切除。自身肾切除的适应证主要有：化脓性肾盂肾炎、药物难以控制的肾素介导的高血压、恶性疾病和肾病综合征。其他少见的原因有巨大多囊肾。经腹腔镜双侧肾切除明显优于开放手术。对于伴双侧重度膀胱输尿管反流患者，应彻底检查膀胱功能以确定是否需行膀胱扩大术。如有需要，可采用双侧自身扩张的输尿管作为扩大术的修补组织。由于人工合成促红细胞生成素的出现，过去有关是否保留有问题或有症状自身肾的争论已无意义。

（十一）同种异体移植肾的切除

对于再次移植患者，如果对侧可容纳移植肾，切除慢性排斥并失功的无症状移植肾并不是必需的。再次移植患者的预后与初次移植肾丢失的时间有密切相关性。初次移植 6 个月内即失功患者，再次移植的成功率将大大低于初次移植 6 个月以上失功患者。同种异体移植肾切除的指征有：需透析的急性排斥、发热、肉眼血尿、长期的全身炎症反应引起的肌肉疼痛、乏力、移植肾疼痛、感染和不能控制的高血压。包膜下移植肾切除是最安全的方法，可以避免髂血管的损伤。

二、供肾的选择

（一）供肾的种类

1.活体亲属供肾（LRD）

供者必须没有增加手术并发症风险以及降低留存肾脏功能或改变其基本生活质量的因素存在。直系亲属活体供肾的移植成功率显著高于遗体供肾移植。对经严格规定的，医学上确认合适的活体供肾移植的长期研究（随访 45 年以上）显示，活体供肾摘取的手术并发症发生率是可以接受的，不危及供者肾功能，死亡率也极低。

目前，LRD 移植的移植物半数生存期已超过遗体供肾移植半数生存期 5 年以上（13.4 年对 8.2 年）。在环孢素治疗下，人类白细胞抗原（HLA）错配的活体亲属肾移植的移植物和患者存活率已接近于 HLA 相配的活体亲属肾移植。由于 LRD 肾移植的高成功率及遗体供肾的紧缺，活体亲属供肾仍将是肾移植的有效方法和重要来源。

2.活体无关供肾（LURD）

活体无关供肾是指无基因相关的供者的肾脏，在我国仅限于夫妻关系（要求婚姻时间＞3 年）。近年来，由于腹腔镜活体供肾摘取术的进展，活体供肾已成为增长最快的移植供体来源。此外，由于当前世界范围的器官短缺，LURD 也成为移植的重要方法,并不断增多。文献报道,活体无关供肾的移植物1年存活率是83%～93%。但供者的选择并无一定的标准。不发达国家的医生曾从完全陌生的人那里购买肾脏进行移植,据报道,供者和移植物的存活期很差,前者的1年存活率是71%～85%,后者的1年存活率是63%～82%。在这项研究中,还发现有5例受者因此获得HIV感染。因此,公开的商业化的器官组织买卖和移植是不可接受的。LURD只有在医学和伦理均许可的情况下才可考虑。医学上,应认为LURD移植效果优于遗体供肾移植才可接受,伦理上,供受者间应有密切关系,如夫妻关系时,LURD才是合适的。任何违背上述最基本原则的LURD,都将损害器官捐献的利他主义精神,并破坏肾脏移植事业的各个方面。采用以上原则进行的活体无关供肾移植的移植肾和患者存活率将仍优于遗体供肾移植,并接近于活体亲属供肾移植的效果。由于无需保存,也没有缺血性损伤,LURD生理功能良好,这是LURD移植效果突出的主要原因之一。

3.遗体供肾

遗体供者应没有影响肾血管完整性和肾灌注的全身性疾病,如慢性高血压、糖尿病、恶性疾病(潜在转移可能)或感染。对于＞60岁的老年供者,有全身性疾病可能者或具轻度全身性疾病者(如高血压),对供肾应行活检。当活检显示明显的肾小球硬化(＞10%～20%)、内膜增生、间质纤维化、肾小管萎缩或弥漫性血管内凝血病变时,这种供肾不能用于移植。HIV高危人群的供肾也不可使用。取自血流动力学稳定、仍有心跳供者的肾脏不容易发生低血压引起的少尿及由此所致的急性肾小管坏死(ATN)。年轻成年人的供肾较少发生ATN,所以如有可能,尽量利用这类供肾。2～60岁供者的肾移植成功率最高。如果采用免疫抑制诱导治疗,供受者间体形接近的情况下,2岁以下供者的尸肾移植也可获得成功。经采用特殊的免疫抑制方案,整体或单肾儿童供肾移植(供者＜2岁或体重＜14kg)均取得了良好效果。

(二)供肾的处理

1.供者的预处理

尸肾供者的预处理原则虽简单,但难以作明确规定,其困难之处在于呼吸机支持的"脑死亡"患者在被判断为不可逆的大脑脑死亡之前,需进行神经科方面的处理。此时,为避免脑水肿,液体入量被严格限制。此外,大部分中枢神经系统病变患者(74%)伴发尿崩症,这导致利尿效果,引起全身性低血压,进而引起肾功能丧失。全世界肾移植受者发生ATN差异极大(5%～50%),故摘取供肾前对供者适量输液和维持一定血容量有重要意义。这也反映了供者取肾前状态和供者预处理方案并没有如取肾和移植技术那样有一致认识。

2.输血

历史上,受者接受血液输注曾被认为有利于移植物的存活;但在环孢素应用后和人工合成促红细胞生成素时代,有证据显示输注供者血或第三者血的效果取决于移植后免疫抑制方案的作用。

输血除了可能感染病毒性肝炎和巨细胞病毒,还可能导致过敏,使受者匹配机会降低。所以无论是在遗体供肾移植还是活体供肾移植,输血在免疫抑制方案中的作用将越来越小。

3.HLA 组织配型

在活体亲属供肾移植中,移植物存活与 A、B 和 DR 位点抗原组织相容匹配密切相关的观点已被广泛接受。在直系亲属中(兄弟姐妹、父母和子女),位于第 6 对染色体的组织相容性复合物抗原具有稳定的遗传同质性,故直系亲属间,如这些位点相配,则提示整条染色体的大部分也是相配的。

与活体亲属供肾移植相比,HLA 配型在遗体供肾或无关供肾移植中的意义相对较小。遗体肾移植中,上述位点相配与否对移植效果的影响并不突出,对同种异体肾移植物存活的临床意义仍在争议中。单中心研究结果有支持 HLA 配型(ABDR)的,也有认为其没有意义的。但大多数经验认为 6 个抗原(6-AG)相配的肾移植要优于其他相配结果较差的肾移植。美国的器官分享联合网(UNOS)6-AG 相配或零错配研究显示相配者的移植物 1 年存活率是 87%,半数生存期是 13年,而对照组的存活率是 79%,半数生存期是 7 年。此外,相配组的排斥发生率也较低。

(三)体外肾保存

1.单纯低温保存和直接灌注

移植供肾保存方法有单纯低温保存和持续低温脉冲式灌注保存。这些方法和适用情况已有详细描述。最常用的方法是单纯低温保存。该方法是当供肾离体后立即用冷保存液灌注。对于大多数活体供肾,由于冷缺血时间(CIT)很短(1~3 小时),可以采用细胞外液类溶液(乳酸林格液)作为灌注液。当 CIT 较长时,需以细胞内液类溶液作为灌注液以避免细胞肿胀。自由水进入细胞内将导致细胞肿胀,高渗溶液可以对抗这种效应。目前,最常用的冷灌注保存液是 UW-1 液。正是 UW-1 液的出现,供肝的保存质量得以显著提高。由于大部分器官供者同时提供多个器官(如肝、肾和胰腺),UW-1 液现在是腹部器官灌注和保存的首选溶液,也是大多数遗体供肾的首选。

2.脉冲式灌注

对活性可疑供肾,脉冲式灌注是最常用的方法,但因为与供肾分享相关的分配和运输方面的困难,以及这种技术需要笨重的仪器,所以其应用受到了限制。

如果在冷缺血 24 小时内完成移植,无论采用何种方法,供肾活性将得以良好保持。如果保存时间超过 48 小时,ATN 和肾功能延迟恢复的发生率将显著增加。功能延迟恢复的肾脏容易发生隐性排斥,临床肾功能参数通常用于监测肾脏功能以评估并及时治疗排斥反应,但此时却不能获得这方面数据。根据我们的经验,24小时内完成的遗体供肾移植存活率显著高于冷缺血时间超过 24 小时者($P <$ 0.04)。这些经验来自于 1984~1992 年环孢素时代,1420 例遗体供肾移植的结果。多数其他研究也证实我们的观点,即移植物存活率的下降与保存时间延长显著相关。除单纯低温保存方法,更多的新的肾保存方法也在研究和尝试之中。我们希望这些进展对于原来保存不满意的供肾,既能减少功能延迟恢复的发生,又可以提高移植肾脏的存活率。

(四)供肾摘取

如前所述,经严格筛选的健康活体供肾的肾移植效果最好。但由于供肾的长期短缺,在全世界,遗体供肾不仅是一种可取途径,而且还占移植供肾的很大部分($>50\%$)。

1.活体供肾

(1)告知内容:应当指出,活体器官移植实际上从根本上违背了医学伦理学的基本原则。决定贡献器官的人必须是有能力的(有决定能力)、自愿的、没有被强迫的,从医疗和社会心理学方面是适合的,供者完全被告知器官贡献的利弊。另外,对于供者来说捐献过程必须是自愿的,且可以随时终止捐献。

(2)活体供肾的评估

①必须检查:活体供肾者术前必查项目包括全面病史及体格检查;心理学评估;测量体重指数;胸片、心电图;全面的血细胞计数、凝血酶原时间、部分促凝血酶原激酶时间、生化检查、尿液分析、24 小时尿蛋白;快速血糖、快速胆固醇和甘油三酯;定时收集尿液测量肌酐清除率或利用放射性标记物检测肾小球滤过率(GFR);肾脏螺旋 CT,CT 血管造影或磁共振血管造影;病毒血清学检测:艾滋病(HIV),乙肝和丙肝,人类嗜 T 淋巴细胞病毒Ⅰ型(HTLV-Ⅰ),巨细胞病毒(CMV),EB 病毒,快速血浆试剂试验(RPR)或性病研究试验(VDRL)。

②选择性检查:动态血压监测、超声心动图、心脏应激试验;24 小时尿蛋白定量或尿蛋白/肌酐比;结肠镜检查、膀胱镜检、乳房 X 线照片;前列腺特异性抗原;2

小时口服糖耐量试验;血液高凝性检查;结核菌素皮肤试验;有特殊接触史时,要筛查传染病(例;疟疾,锥形虫症,血吸虫病,类圆线虫病);供肾活检。

③供者的选择:原则上,若家族中有多个供体可供选择,理论上应仔细评估谁的基因位点匹配的最好(如:两个位点相配比一个位点相配)。若供体的匹配位点相同的话(如:双亲和同胞都有一个基因位点相配),应该先选择双亲作为供体,因为考虑到如果第一次肾移植失败,年轻的兄弟姐妹可作为二次移植的供体。

④社会心理学评估:社会心理学评估在供者起始评估时是非常重要的。它能为正确进行评估提供有力保证,揭示供者动机,以除外强迫因素。严重的精神疾患,不仅可影响供者评估进行,还会由于手术应激引起负面影响,这是活体供肾的禁忌证。对于那些所谓的利他主义者或非血缘关系的供者来说,心理测试就显得格外重要,因为他们对这种利他行为所造成的放大效应并不感兴趣。

⑤活体供肾的排除标准

a.绝对禁忌证:严重认知障碍,不能了解供肾的危险性;有明显的精神疾患者;吸毒和酗酒者;明显肾脏疾病(肾小球滤过率低,蛋白尿,不明原因血尿或脓尿);严重肾动脉畸形;复发性尿石症或双侧肾结石;胶原血管病;糖尿病;高血压;曾患有心肌梗死或经治疗的冠状动脉疾病者;中到重度肺脏疾患;目前患有肿瘤(不包括:原位非黑色素性皮肤癌,宫颈或结肠癌);有癌症家族史(肺,乳腺,泌尿系统,黑色素瘤,胃肠系统,血液系统);肾细胞癌家族史;活动性感染;慢性活动性病毒感染(乙型或丙型肝炎,HIV,HTLV);明显慢性肝脏疾病;明显神经系统疾病;需要抗凝治疗的疾病;妊娠;有血栓病史,未来存在危险因素(例如:抗心磷脂抗体,因子 V 莱顿变异)。

b.相对禁忌证:ABO 血型不符;年龄<18 或>65 岁;过度肥胖(特别是体重指数(BMI)>35);轻度或中度的高血压;尿路结石症状发作一次;轻度尿路畸形;年轻供者其一级亲属中有多人患糖尿病或家族性肾病史;有妊娠期糖尿病病史;吸烟。

⑥供者年龄:供者年龄没有绝对要求,但是,从伦理学角度考虑,至少要在 18 岁以上(含 18 岁)。年龄上限没有严格界定,应当在供者的利益得到保证的情况下,考虑肾脏捐献的可行性。通常,供体年龄过大会增加围术期的风险,大多数移植中心都有一个供体年龄上限,超过此标准的人不能成为供者,但各中心标准相差很大。据美国器官分享网(UNOS)统计有资质的移植中心报道:27%的移植中心无年龄限制,6%以 55 岁为上限,13%以 60 岁为上限,70%以 70 岁为年龄上限,3%以 75~80 岁为上限。使用这些年龄较大供者的肾脏其远期效果要比那些年轻

供者的肾脏效果差。

⑦肾功能评价

a.肾小球滤过率:多数移植中心收集 24 小时尿计算肌酐清除率或碘酞酸盐、二乙三胺五醋酸(DTPA)清除率以此来更准确地计算肾小球滤过率。允许供肾的肾功能下限不仅要考虑供肾后其肾小球滤过率至少应为 75%,还要考虑随着年龄的增加肾小球滤过率降低的问题。因此,目前公认的肾小球滤过率下限为 80ml/$(min \cdot 1.73m^2)$。

肾小球滤过率(GFR)是评估供者肾脏功能的重要指标之一,常用的计算公式有:

CockroftGault 公式,简称 C-G 公式,即[(140-年龄)×体重(kg)][×0.85(如果女性)]/72×Scr(mg/dl)

肾脏疾病改良计算公式,简称 MDRD 公式,186×Scr-1.154(mg/dl)×年龄-0.20[×0.742(如果女性)]。

b.蛋白尿:蛋白尿一般来说是肾脏疾病的一个现象。因此若存在明显的蛋白尿,则不能成为供体。24 小时尿蛋白>250mg 为异常。

c.血尿:血尿定义为红细胞每高倍镜视野多于 5 个,代表尿路系统中存在异常。尿沉渣镜检发现管型或异形红细胞伴或不伴蛋白尿均提示存在肾脏疾病。

d.高血压:一般来说,患有严重高血压的人不能成为供者。因高血压一般都伴有进展性慢性肾病,供肾后的孤肾高滤过状态会加大孤肾损伤的风险,使高血压更不易控制。但目前对于轻度高血压患者供肾后孤肾功能的长期风险尚无结论。因只有很少一部分轻度高血压患者其肾脏病变会进展,故一些移植中心将那些无导致肾病进展因素的人列为供者。因此可将患有轻度高血压且血压易控制,年龄>50 岁,肾小球滤过率>80ml/min 的白人作为供体。轻度高血压患者不应有微白蛋白尿或其他终末期器官损害。

e.糖尿病:对糖尿病、糖尿病前期及糖尿病高危患者来说,供肾有可能加快糖尿病肾病的进展,一旦发生,在孤肾发展的速度更快。

b.肥胖:肥胖者的手术并发症危险增加。肥胖者更易发展为糖尿病、高血压或无高血压、糖尿病的伴白蛋白尿的肾小球肾病。此外,也有单侧肾切除后的肥胖者易患蛋白尿或肾功能不全的报道。在此人群中,其他因素例如:心血管疾病、睡眠呼吸暂停综合征,脂肪肝等因素的影响也应考虑。肥胖者在减肥后可进行供肾。大多数中心认为,体重指数>35 不能成为供者。

g.尿石症:对既往有结石病史的人群来说,必须考虑供肾后若残余肾结石复发将会导致输尿管梗阻,甚至肾功能受损。然而,对于那些10年前有过单一结石发作、近期未发作,且没有代谢性疾病(如:高钙血症,代谢性酸中毒)的患者来说,可进行供肾。

h.遗传性肾病:预备供者,特别是亲属供者,应评估遗传性肾病的可能。一级亲属有肾病患者,增加了其患肾病的风险,若其一级亲属中有多人患肾病,则其风险大大增加。对供者应着重检查受体所患的肾病。

i.奥尔波特综合征("家族性出血性肾炎"):绝大多数奥尔波特综合征是X连锁隐性遗传病。有15%的患者是常染色体隐性遗传。有多种不同变异可引起奥尔波特综合征,但它们都是引起肾小球基底膜Ⅳ胶原仪5糖链的缺陷,此可导致肾小球硬化症和肾衰竭。这种变异可合并眼和听觉系统内感觉神经的基底膜损伤,可导致视觉障碍如圆锥形晶状体或耳聋。对有奥尔波特综合征家族史的人群进行供肾评估,应仔细检查血尿,高血压及听力和视力。若奥尔波特综合征患者的男性亲属尿检正常,则认为其无基因变异,可供肾。奥尔波特综合征患者的女性亲属若尿检正常,则其患病几率小,可供肾。若女性亲属有持久血尿,则其很可能是患病基因携带者。其患进展性慢性肾衰竭的可能性会增高至10%～15%,不能作为供者。

g.活体供肾者的外科评估:外科评估在这里狭义的定义为对供者肾脏的解剖特征进行评价,以确定肾切除是否能顺利进行,应切除哪一侧肾及应采取何种手术方式。术前行泌尿系螺旋CT检查可发现绝大多数极动脉,提供功能及充足的解剖学信息。目前这种无创检查在绝大多数中心已代替静脉肾盂造影。一般选取左肾进行移植,因左肾静脉较长,便于手术操作,特别是在进行腹腔镜手术时。若左肾有多支动脉而右肾只有一支动脉,可选右肾进行移植。若双肾都有两支动脉,仍可选取一侧肾进行移植。

(3)活体供肾的外科技术:腹腔镜技术及内镜辅助的活体肾移植是器官摘取的一大进步。从20世纪90年代中期只在一小部分中心谨慎地开展,到目前已发展到绝大多数中心都在开展。腹腔镜技术兴起的主要原因是因传统开放手术后的疼痛与不适。因康复时间不断缩短,越来越快地恢复工作,腹腔镜手术已成为推动活体肾移植的动力。两种手术方式,肾脏远期存活率无差异。腹腔镜手术推动了活体供肾数量的增加。

传统供肾切除采用开放术式改良胁腹切口。多数医生均采用12肋下或11肋间,胸膜外,腹膜外手术切口。须仔细分离肾脏,保护所有肾脏动脉、静脉及输尿管周围血管。避免过多牵拉血管以防止血管痉挛。供者必须水化良好,术中给予甘露醇保证利尿。当肾血管安全结扎切断后,将肾脏取出并置于冰水混合物中以降低肾脏代谢。肾动脉插管灌注 0～4℃ 肝素化的生理盐水或乳酸林格液以代替供者全身肝素化。

①外科技术:活体供肾摘取方法有多种,目前最常用的是腹膜内经腹腔镜摘取的方法,这一方法最近已取代原先标准的经第 11 肋或第 12 肋缘上腰切口摘取的方法。由于大部分(＞60％)供者至少在一侧只具有单支肾动脉,结合术前肾动脉造影,大部分血管损伤得以避免。有时会遇到双侧多支肾动脉的情况,这需要受者手术医生在低温条件下对供肾进行血管重建,以方便最后供受者动脉的原位吻合。两支或三支动脉重建时,较小支可以端侧方式吻合于最大支动脉。小的上极动脉(直径＜2mm)可弃之不用,但下极动脉则需保留,以免危及输尿管血供。

②肾切除后远期问题:肾切除后,因残留肾的高滤过率导致 CFR 代偿增高至原有双肾的 75％～80％。代偿程度直接取决年龄依赖的肾脏储备功能。一项肾切除后长达 35 年的随访证实了该手术的安全性。肾功能的降低与那些同龄健康人的肾功能下降有相同趋势。伴随肾脏高滤过率,尿白蛋白分泌可增高,但幅度小,不会引起肾功能的损害。肾切除后高血压的发生,随着年龄增大有所增高,但多数研究表明其发生率在不同年龄群体中有差异。活体供肾者远期存活率并无明显降低,实际上还较正常死亡率低。造成这一结果最可能的原因是只有那些身体健康的人才能成为供者。

2.遗体供肾

一般由相关医院指定的两位独立内科医师宣布供者脑死亡,此外须获得供者亲属的同意。供者往往捐献多个器官,除了肾脏外,还包括肝脏、心脏和胰腺。器官摘取常由肝脏和心脏摘取人员完成。

三、移植技术

双侧髂窝均可用于肾移植,但由于右侧髂窝的髂外血管更加平行,有利于血管吻合,所以右侧髂窝是更好的选择。取下侧腹弧形切口,经腹膜后路径暴露髂血管。

首先采用 5-0 永久单纤维丝线以端侧方式完成供肾静脉和髂静脉吻合。肝素并不需要。游离切断髂内动脉,再行供肾动脉与髂内动脉的端-端吻合。对双侧髂内动脉功能受损的男性患者,如糖尿病患者,采用上述方法后,由于阴茎海绵体血供不足加重,术后阳痿较常见。所以如受者有这方面的危险因素,应避免端端吻合方式。正因如此,我们更乐于采用供肾动脉髂外动脉端侧吻合方式。

移植输尿管再植时,常采用膀胱外输尿管膀胱再吻合术(多用 Gregoir-Lich 技术)。与传统的 Politano-Leadbetter 输尿管再植技术相比,该技术并不需要大的膀胱切开,不仅手术时间缩短,术后梗阻的发生率也较低。

四、移植术前术后的近期处理

术前、术后处理可分为外科和免疫抑制两方面。

在患者收入院拟行遗体肾移植之前,术前外科评估应已完成,即经广泛的门诊检查以确定患者是否可以行肾脏移植。术后中心静脉压应保持在正常值的高限,保证有合适的前负荷,尿液排出应以等毫升量液体及时补充。应保证术后尿量>1ml/(kg·h),一般常规使用低剂量多巴胺[2～3μg(kg·min)]。如已达上述要求,但尿量仍不满意时,应考虑是否存在其他因素。冷缺血时间或热缺血时间过长易导致术后近期发生 ATN。此外,手术技术问题亦应考虑。多普勒超声检查是最方便的检查方法,可通过移植肾血流情况间接证明有无吻合口漏,也能确定有无输尿管扩张。体液负荷过大可导致肺水肿,为避免这种情况,应在术后中心静脉压过高($>14cmH_2O$)时限制液体入量,并给予呋塞米。

五、移植免疫生物学和排斥反应

移植相关抗原是表达于细胞表面的糖蛋白。每位个体都有一套各自遗传的移植相关性抗原——人类白细胞抗原(HLA),其编码基因位于第 6 号染色体上。父母各提供一条编码 HLA 的染色体,并共同表达于子代。这些抗原的作用在于帮助机体识别自我与非我。通过这种方法,细菌和其他有害病原体被认为是非我部分,并被免疫系统破坏。当在两位没有关系的人之间进行器官移植(同种异体移植)时,由于不能识别 HLA,移植器官会被认为非自身器官而被破坏,这种现象称为排斥反应。以同样的方式,在双胞胎间移植的器官则被认为是自身器官而不发生排斥。第一例成功的人类器官移植就是利用这一机制,在一对双胞胎间进行了肾脏移植。

肾移植患者可能发生三种排斥反应,包括超急性、急性和慢性排斥反应。

超急性排斥反应与输血反应类似,是由受者预存抗体介导的体液免疫反应,这些抗体攻击表达于供肾血管内皮细胞表面的 HLA。受者只有通过既往输血、妊娠或移植致敏后,才能产生这些预存抗体。所有待移植受者在术前必须通过供者淋巴细胞和受者血清共同孵育,对这些抗体进行筛查。如果这项交叉配对试验阳性,则提示受者血清中有针对供者 HLA 的抗体,不能进行移植手术。临床上,超急性排斥反应甚至在移植肾血流一建立即可发生：白色移植肾出现黑紫斑点，并应立即切除。由于目前采用了灵敏的交叉配对检查，超急性排斥反应已很少见(1/1000)。

急性排斥多发生于肾移植后第 1 周和其后数月。主要鉴别诊断有 ATN 和输尿管梗阻。IL-2 抑制剂(环孢素和普乐可复)可造成移植肾中毒，在诊断急性排斥之前应予以排除。肾移植后，约有 25％～55％的患者发生急性排斥，5％～12％的患者发生 2 次或 2 次以上。

急性排斥时，T 淋巴细胞是主要的参与细胞。在同种异体移植 T 淋巴细胞表面发现可被外来移植抗原(HLA)激活的受体。T 细胞其他表面抗原有 CD2、CD4、CD8 和 CD25 受体。T 细胞激活后，启动了排斥的级联反应。在这一级联反应的开始，由供体或受者的抗原呈递细胞产生 IL-1，受者的 $CD4^+$ T 辅助淋巴细胞产生 IL-2。这时，MHC-Ⅱ型抗原激活的 $CD4^+$ 细胞克隆扩增。受外源性 MHC-Ⅰ型抗原的刺激，受者 $CD8^+$ 细胞在 IL-2 存在情况下，对移植物进行破坏。临床上，急性排斥患者可出现发热和移植肾压痛。这些症状常不明显，只因肾功能持续恶化即怀疑急性排斥的可能。虽然许多患者通过临床表现就可诊断为急性排斥，但诊断的"金标准"还是肾活检。在进一步治疗激素无效的急性排斥时，大部分患者需行肾活检。使用环孢素后，1 年后移植肾仍有功能的遗体供肾移植达 80％以上，活体亲属供肾移植达 90％以上。

慢性排斥指排除其他原因后，移植肾逐步进展性功能丧失的过程。做出慢性排斥诊断之前，须排除其他造成肾功能不全的原因，如急性排斥、感染或尿路梗阻性病变。与超急性排斥和急性排斥不同，慢性排斥的免疫机制还不很清楚。慢性排斥是移植肾远期功能衰竭的最主要原因。遗体肾移植 1 年后，每年约有 5％～7％的移植肾因此而丢失。结果，遗体供肾移植的 1 年肾存活率＞80％，但 5 年肾存活率却降至 60％。影响慢性排斥发生的因素包括供肾来源、急性排斥发生的时间和次数、术后感染、缺血性肾损伤、免疫抑制不适当和不遵医嘱用药。目前对慢性排斥还没有有效的治疗方法，许多患者在后期仍不得不恢复透析治疗。有关慢性排斥的原因、发病机制和治疗是当今移植研究的前沿领域。

六、免疫抑制剂

如前所述，超急性排斥是通过抗体介导的，由于当前筛查技术(交叉配对)的应用，现已很少发生。对慢性排斥的研究正在增多，但仍未清楚阐明其发病机制。所以免疫抑制主要针对预防和逆转急性排斥反应。虽然很大部分患者在免疫抑制状态下，仍将发生 1 次以上的急性排斥，但一般情况下，这些急性排斥可以得到逆转。

免疫抑制剂主要应用于以下三方面：①作为免疫抑制诱导剂，在移植后立即使用；②用于免疫抑制维持治疗，在血肌酐正常后开始使用；③治疗急性排斥。

硫唑嘌呤是一种嘌呤类似剂，在20世纪60年代早期发现具有免疫抑制作用。与激素联合使用，是过去大部分免疫抑制方案中的主要药物。近来，已逐步为麦考酚吗乙酯取代。硫唑嘌呤及其代谢产物与DNA结合，抑制细胞有丝分裂和增殖。这种药物的主要副作用是骨髓抑制，如白细胞减少。硫唑嘌呤可用于免疫抑制诱导和维持治疗，但对急性排斥无治疗作用。

糖皮质激素类药物自20世纪60年代早期即已应用。这类药物有多种免疫抑制和抗炎作用，包括抑制抗原呈递细胞产生IL-1。因此，糖皮质激素类药物的作用是非特异性的，继发的副作用也很常见，尤其是在长期大剂量的情况下。糖皮质激素类药物用于免疫抑制的诱导和维持以及急性排斥的治疗。

环孢素大约在1978年进入临床应用。环孢素对实体器官移植领域具有革命性的影响，引入环孢素后，遗体供肾移植的1年肾存活率从50%提高至将近90%。

抗淋巴细胞/抗胸腺细胞球蛋白（ALG/ATG）是一类异种蛋白，通过人淋巴细胞免疫致敏的实验动物制备所得。抗淋巴细胞/抗胸腺细胞球蛋白可用于免疫诱导和逆转急性排斥。由于其严重的副作用，ALG/ATG不是治疗的主流药物。

OKT_3是针对T淋巴细胞受体复合物CD3的鼠源性单克隆抗体，属针对T淋巴细胞的特异性免疫抑制药物。

新的抗体免疫治疗：新的DNA技术的应用有助于解决如前所述的单克隆抗体（OKT_3）和多克隆抗体（ALG/ATG）相关的临床问题。如发明了嵌合型或人源化的特异针对T细胞表面蛋白（CD3受体）的单克隆抗体。由于异种表位的减少，异种抗体产生及由此所致的血清病的发生率也得以降低。这些新的单克隆抗体既减少急性排斥反应的发生而又没有毒副作用，因此目前已取代大部分多克隆抗体，应用于序贯的免疫治疗中。

FK506是最近才发现的免疫抑制药物。它与环孢素的特性及作用机制类似，也能抑制CD^+细胞产生IL-2。FK506在肾移植的临床应用结果显示其与环孢素疗效相似。与环孢素一样，FK506也用于免疫抑制维持治疗。作为环孢素的替代药物，FK506可避免移植肾发生排斥。

西罗莫司是另一种阻断IL-2作用的免疫抑制剂。与FK506和环孢素不同，西罗莫司似没有肾毒性。西罗莫司与环孢素有协同作用，故两者可以联合应用。

麦考酚吗乙酯是一种抑制嘌呤合成的抗代谢药物。其作用不同于硫唑嘌呤，有更强的淋巴细胞特异性，因此，在当前的大部分免疫抑制方案中已取代硫唑嘌吟。麦考酚吗乙酯在免疫抑制诱导和维持治疗中的疗效良好,使高达 50％的术后第 1 年急性排斥发生率得以降低。

当前的免疫抑制方案因各移植中心习惯和临床研究进展而有所不同。美国大多数医疗机构的免疫诱导方案采用联合使用泼尼松和一种抗代谢药,用或不用抗 CD3 或 CD25 抗体。该方案避免了环孢素或 FK506 在移植早期对移植肾的毒性作用。对亲属活体供肾移植,一般在术中给予受者泼尼松龙 7mg/kg。术后次日,开始口服环孢素[5mg/(kg·12h)]或他克莫司[0.1mg/(kg·12h)],并分别使治疗浓度维持在 200～250μg/L 和 10～15μg/L;此外,还予以麦考酚吗乙酯。进行遗体供肾移植时,对于可能发生 ATN、移植肾功能延迟恢复或高免疫风险者(再次移植者或群体反应性抗体,PRA＞15％),术中给予 OKT₃(5mg)或术前给予赛尼哌(1mg/kg)。这些药物的使用直至患者血清肌酐正常(＜2.5mg/dl),一般需要 5～14 天。然后开始给予环孢素[5mg/(kg·12h)]或他克莫司[0.1mg/(kg·12h)],当环孢素血清浓度合适后,停止抗体类药物。逐步调整患者的个体用药剂量,患者开始联合维持治疗后即可出院回家。这种方案称为序贯 IL-2 抑制四联方案。对于急性排斥患者,通常给予大剂量糖皮质激素药物(7mg/kg)3 天,如患者对糖皮质激素药物无反应,则行移植肾活检,根据活检结果予以相应处理。对于中度至重度排斥者,一般使用 OKT₃(5mg)7～14 天。同时监测 CD3 细胞水平,如绝对数＞50 个/mm³,需加大用药剂量。

七、并发症

(一)手术相关性并发症

移植术后可发生各种手术相关性并发症,包括肾动脉或肾静脉闭塞、肾动脉狭窄、输尿管尿漏、输尿管闭塞和淋巴囊肿。

移植肾动脉突然闭塞少见(发生率＜1％),但可造成术后尿突然减少或没有。如已排除 Foley 尿管堵塞,术后多尿期肾脏突然没有尿液排出,需紧急再手术探查。这时,正确的诊断和处理是挽救移植肾的唯一机会。

对远期移植肾动脉狭窄的认识较为深入,最近的回顾性研究显示这种并发症的发生率约为 1.5％～8％。原因既与手术相关,也有免疫因素。患者可表现为难以控制的高血压、移植肾部位杂音或肾功能逐步恶化。出现上述情况时,虽然排斥或环孢素中毒的可能更大,但须考虑动脉狭窄的可能。彩色多普勒超声是有效的非侵入性检查方法,也能提供准确的报告,但确诊依赖于肾动脉造影。治疗包括手术矫正或经皮腔内血管成形。尽管有争议,一般认为经皮腔内血管成形更适于小的节段性或壁内动脉狭窄以及进一步手术风险高的患者。

　　尿路并发症不多见,大部分报道其发生率是 2%～5%。特异性的手术相关性并发症包括:吻合口漏、输尿管或吻合口狭窄、输尿管梗阻和输尿管膀胱破裂。临床表现为尿量减少或移植肾功能不全。大多数此类并发症可通过超声肾扫描得以诊断。淋巴囊肿也是一种术后并发症,认为是由于游离髂血管时淋巴管破坏所致。其发生率为 6%～18%,大部分无症状并在数月后自行消失。临床表现取决于盆腔受压程度,包括伤口肿胀、同侧下肢水肿和移植肾功能不全。超声检查可对此做出诊断。最近一项多变量分析研究显示。急性排斥可能是有症状淋巴囊肿形成的主要因素。治疗方法是经腹腔镜囊肿开口并引流入腹腔。经皮囊肿引流只用于诊断,而无治疗作用。

　　早期急性肾衰竭或 ATN 可见于 5%～40% 的遗体供肾移植。这种情况多由于冷缺血时间或吻合时间过长所致。年龄较大或不稳定供肾更易发生这种并发症。超声扫描显示肾血流良好,肾小管功能差,并经双相超声排除其他尿路梗阻等原因后,ATN 可得以确诊。

　　ATN 可采用等待和支持治疗,有时需数周时间才可缓解。形态学上,移植肾 ATN 与原肾 ATN 不同,前者的间质渗透和肾小管坏死细胞增加。ATN 与远期移植肾功能预后及更易发生急慢性排斥是否相关仍存在争议。ATN 期间的免疫抑制方法包括序贯应用 ALG/ATG 或抗 CD25 单克隆抗体,密切监测 IL-2 抑制剂(环孢素或他克莫司)浓度,移植肾活检以发现可能存在的排斥反应。

(二)非手术相关性并发症

　　非手术相关性并发症主要有感染和肿瘤。最近研究显示,移植术后感染是造成移植后患者死亡的第 2 位常见原因。围术期预防性应用抗生素有效降低了肾移植患者伤口感染的发生率(约 1%)。甲氧苄啶-磺胺甲基异唑(TMP-SMX)可减少尿路感染和卡氏肺囊虫感染 75% 以上,术后常规使用。如对磺胺药物过敏,吸入喷他脒替代亦有效。虽然还没有抗生素/抗真菌药物膀胱灌注的随机研究,但许多移植中心常规采用此方法。

　　术后 2～6 个月,机会性感染最常见。由于免疫抑制剂抑制了机体的免疫反应,移植后患者最易发生病毒和细胞内病原体感染。这一时期,最常见的致病病毒是巨细胞病毒(CMV),可造成 35% 的患者出现有症状感染,2% 的移植受者死亡。受体血清 CMV 抗体阴性而供者血清阳性时,发生有症状 CMV 感染的几率最高(50%～60%)。最初的临床表现是流感样症状,如发热、乏力、不适、肌痛和关节疼痛。如未治疗,可出现特异器官的感染,主要影响呼吸系统、泌尿系统和消化系统。

早期,常见的实验室检查表现有血清转氨酶增高和不典型的淋巴细胞增多,白细胞减少和血小板减少也常见。细胞培养是目前最常用的检测活动感染的方法。确定CMV感染后,治疗方法有减少免疫抑制药物用量、支持治疗(如补液、退热)和给予更昔洛韦等抗病毒药物。对于CMV感染的肾移植患者,更昔洛韦可减少病毒的扩散、缓解症状及抑制CMV病的进展。术后前6个月,预防性口服阿昔洛韦可有效抑制病毒感染。使用OKT₃的患者预防性应用更昔洛韦能减少CMV感染。

免疫抑制的另一影响是增加肿瘤的发生率,环孢素应用于临床后,对恶性肿瘤的发生情况进行研究显示淋巴瘤和Kaposi肉瘤的发病率增加。遗体供肾移植者发生移植后淋巴增殖性疾病(PTLD)的几率是2.5%。环孢素使用者开始出现PTLD的平均时间是15个月,其中32%在同种异体移植后4个月内即发生。术后早期Epstein-Barr病毒感染可能是主要的危险因素。患者的移植肾可被累及,也可不被累及。采用免疫组化方法,如有单克隆或多克隆的B淋巴细胞增殖,则可确定病变。减少或停止免疫抑制治疗可能恢复机体免疫系统,而使PTLD得以控制。单克隆PTLD的预后更差,但如及早停止免疫抑制治疗,也有得以缓解的报道。

参考文献

[1]张元芳,孙颖浩,王忠.实用外科学和男科学.北京:科学出版社,2013.

[2]李汉中.泌尿外科诊疗常规.北京:中国医药科技出版社,2012.

[3]冯京生,任红.泌尿系统.上海:上海交通大学出版社,2011.

[4]李虹,王建业.泌尿外科疾病临床诊疗思维.北京:人民卫生出版社,2015.

[5]高振利,刘庆祚.泌尿系结石的微创治疗.北京:人民卫生出版社,2011.

[6]陈在贤.实用男科学.北京:人民军医出版社,2013.

[7]尤舒彻.泌尿生殖疾病.北京:科学出版社,2011.

[8]赵振蒙.现代泌尿男科学.云南:云南科技出版社,2012.

[9]郭正辉,许可慰,谢文练.泌尿系结石外科治疗.北京:科学技术文献出版社,2010.

[10]李州利.泌尿外科诊疗与风险防范.北京:人民军医出版社,2011.

[11]孙世仁,王汉民.肾脏病研究进展.西安:第四军医大学出版社,2013.

[12]陈香美.中国肾脏病学进展.北京:人民军医出版社,2011.

[13]牛志宏.泌尿外科常见病诊疗学.北京:科学技术文献出版社,2012.

[14]史沛清,叶章群.当代泌尿外科热点聚焦.北京:人民卫生出版社,2014.

[15]周利群.泌尿外科内镜诊断治疗学.北京:北京大学医学出版社,2016.

[16]夏术阶.微创泌尿外科手术并发症预防与处理.北京:人民卫生出版社,2013.

[17]张大宏.经腹腔入路泌尿外科腹腔镜手术操作技巧.北京:人民卫生出版社,2012.

[18]巢志复.泌尿生殖疾病诊治实用手册.北京:人民军医出版社,2011.

[19]马潞林.泌尿外科微创手术学(精).北京:人民卫生出版社,2013.

[20]陈涛,曹延炜.泌尿系统结石临床诊断治疗.北京:人民军医出版社,2013.